子どもの保健

小児保健に携わるすべての人に

日本小児保健協会幼児健康度調査委員会　編著

目次

巻頭言

　日本の子どもの体格は20世紀の後半、主として戦後の時期に目覚ましく向上した。体格ばかりでなく、身体の衛生状態や健康状態も向上してきたと言える。このようなことが言えるのは、わが国では子どもの体格や健康状態について定期的な調査や研究がなされているからである。わが国では戦後10年毎（西暦の1の位が0の年）に乳幼児身体発育調査が厚生労働省により行政調査として行われている。この結果は毎回集計・分析され、滑らかなパーセンタイル曲線を描いて母子健康手帳に掲載されている。その曲線は、乳幼児健康診査の場面等で個々の乳幼児の発育状態の評価に用いられるのである。

　1980（昭和55）年の乳幼児身体発育調査の際に、社団法人日本小児保健協会により厚生省（現・厚生労働省）の許可を得て、対象者に協力を求め子育ての状況に関する幼児健康度調査が実施されるようになった。これは、子ども自身の健康状態や生活状況（例えば、感染症、予防接種、事故、食事、睡眠、遊び、稽古ごとなど）だけでなく、子育てをする親自身についても質問を用意しており、子どもが育つ環境での親子の心身の健康にかかわる様子を浮き彫りにしようという意図がある。1980（昭和55）年から10年毎に本調査を実施してきて、例えば子どもが夜床につく時刻がどう変化してきたかや、育児に自信がなく不安をもつ親が多いのかどうか等の傾向を知る手がかりが得られるというように、子育てを巡る現状を理解することに貢献してきた。

　本調査の結果をわかりやすく解説し、さらに多くの人々に役立てていただきたいと考え、本書を計画した。具体的には、2010（平成22）年に厚生労働科学研究補助金「成育疾患克服等次世代育成基盤研究事業」において「幼児健康度に関する継続的比較研究」のテーマで調査研究を行った。この研究成果が報告書にまとめられているので、そのデータを基に、公益社団法人日本小児保健協会にて平成22年度幼児健康度調査委員会を組織し、委員において分担して解説文作成を行った。それらを基に出版を計画し、さらに煮詰めたのが本書である。今後の母子保健や保育・児童福祉、そして教育等の場面で役立てていただけたら幸いである。

　終わりに、幼児健康度調査実施に当たり懇切なご指導をいただき、また調査の道を開いてくださった厚生労働省雇用均等・児童家庭局（現・子ども家庭局）母子保健課に深謝いたします。また、本書刊行に向け、種々ご尽力いただいたジアース教育新社および関係者の皆様に謝意を表します。

執筆者を代表して
東京大学名誉教授　衞藤隆

母子保健100年を振り返る

東京大学名誉教授　平山宗宏

はじめに

　子どもを大切にすることは、太古の昔から行われていた。青森の古代遺跡では、子どもの墓は住居のすぐ傍に埋めて再生を祈ったらしいと耳にしているし、万葉集の中でも子どもの大切さが歌われており、子宝という言葉はその時代から伝わっている。しかし医学のない時代は子どもの死亡率も高く、また貧困の故に間引きや捨て子などの悲しい事例も多く伝えられている。歴史の上からの医学に関わる制度としては、唐の制度を模してつくられた大宝律令（701）に始まり、養老律令（718）による典薬寮が医事をつかさどる役所となっているが、現代医学の知識のない時代では子どもの健康の維持や病気の治療は事実上不可能であった。

　福祉の観点からは、その原点は仏教を政治の基調とした聖徳太子（574 〜 622）の救済思想に始まり、四天王寺に四箇院（施薬院、療病院、悲田院、敬田院）がつくられた。時代が飛んで徳川時代には、小石川薬園内に小石川療養所（1722）がつくられ、当時の医療が行われていた。

母子保健事業の経緯

　現在の小児医療保健福祉に直接繋がる事業の始まりは、1900（明治33）年に滋賀県神崎郡婦人慈善会が児童の保護事業として乳幼児健康相談を開始しており、1914（大正3）年に日本赤十字社診療所の付帯事業として同様の事業を始めている。

　大正時代になって我が国の人口統計がとれるようになると、1918（大正7）年には当時出生千対の乳児死亡率が188.6もあったのを減少させるための保健衛生調査会が設置され、検討が始められた。また地方自治体や民間事業として、妊産婦に対する巡回産婆、産院、乳児院などが徐々に普及してきた。調査会からは1926（大正15）年に「さしあたり主要都市に小児保健所を設置するのが適当」という主旨の答申が出され設置の動きが始まった。

　1934（昭和9）年に前年の現上皇の誕生を祝って下賜された資金によって恩賜財団母子愛育会が設立され、各地域における民間事業として母子保健と医療の推進活動が開始された。1938（昭和13）年に厚生省が設置され、社会局に保護、福利、児童、職業の各課が置かれた。1940（昭和15）年には国民体力法に基づいて保健所における妊産婦と乳幼児の保健指導が実施され、同時に母子保健法がつくられた。そして1942（昭和17）年に妊産婦手帳制度が開始された。

　当時のわが国は戦時体制下にあり、結核対策と人口増加策が国の方針であった。妊産婦手帳は、厚生省の医官で産婦人科医であった瀬木三雄がドイツのムッターパスを参考にしたもので世界初の妊婦登録事業である。手帳は8ページの薄いもので、妊産婦の心得、妊産婦・出生児の健康状態、出産申告書をかねていたが、これを受けておくと当時不足していた食糧や布地の配給が受けられたのでよく普及した。

1945（昭和20）年8月終戦。焼土と化した都市も多く、戦地からの引き上げや伝染病の多発なども
あり戦後の混乱は大きかったが、米軍の進駐とその統治下の治安がよく保たれたので、母子保健福祉
の立ち直りも順調にすすんだ。筆者も経験したが、当時上野駅の地下道には、戦災孤児が寝起きして
おりこの子たちの救済は焦眉の急であった。政府は児童保護事業の法制化を図るため児童保護法の案
を中央社会事業委員会に諮問した。同委員会は「すすんで次代のわが国の命運をその双肩に担う児童
の福祉を積極的に助長するためには児童福祉法とも称すべき児童福祉の基本法を制定することが喫緊
の要務」であるとして、1947（昭和22）年、新法がつくられた。この新法が児童福祉法として発足し
たおかげで、それ以後の児童に関わる事業の多くがこの法律の改正下で行われてきた。

　戦後の貧困対策が尾を引いていた時代が過ぎていくうちに、保健・医療を目的にした法律への要望
が高まり、1965（昭和40）年に母子保健法が成立した。この法律の目的は第一条に次のように示され
ている。「母性並びに乳児及び幼児の健康の保持及び推進を図るため母子保健に関する原理を明らかに
するとともに、母性並びに乳児及び幼児に対する保健指導、健康診査、医療その他の措置を講じ、もっ
て国民保健の向上に寄与することを目的とする」。

　こうした目的のもと、母子の保健指導、訪問指導、健康診査、栄養指導、母子健康手帳の交付、養育医療、
母子健康センターの設置などが規定されている。

　ちなみに、母子保健のレベルの指標ともなる乳児と妊産婦の死亡率を見てみると、戦後間もない
1947（昭和22）年の乳児死亡率（出生千対）76.7、妊産婦死亡率（出産10万対）160.1であったが、
1965（昭和40）年にはそれぞれ18.5、80.4まで急速に低下している。さらに1975（昭和50）年には
10.0、と27.3、1987（昭和62）年には乳児死亡率が5.0と世界最低レベルになっている（2017年1.9）。

　母子保健法は周辺の状況の変化や改善に合わせて小さい変更がたびたび行われたが、1998（平成
10）年に対人保健福祉サービスを県から市町村に移管する法律が出たのに伴って大幅な変更が行われ、
現在の体制になってきている。この改変で、乳幼児健診は、乳児期、1歳半、3歳にも行われることに
なり、また父親の育児参加も求められる形になった。

　またこの改変は同時に保健サービスに関わるシステムの改変であり、旧保健所法が地域保健法と名
称も変えて改正され、児童福祉法も改正された。児童福祉法は前述の通り戦後の混乱期につくられた
法律で福祉の考え方を母子を中心に体系づけた先進的なものであったが制定50年を迎えた期に大幅な
改正が行われた。その内容の概略は以下の通りである。

（1）児童福祉施設の名称・機能の変更
　①教護院　→　児童自立支援施設：単に保護するだけでなく退所後の児童の自立を支援する。

②養護施設　→　児童養護施設：単に養護するだけでなく退所後の児童の自立を支援する。

③乳児院：名称変更なし。対象児を 2 歳未満まで拡大。

④情緒障害児短期治療施設：名称変更なし。対象年齢要件を撤廃。

⑤虚弱児施設　→　廃止：児童養護施設に移行する。

⑥母子寮　→　母子生活支援施設：保護だけでなく自立の支援のために生活を支援する。

（2）保育所への入所方式の変更

これまで、市町村が措置として保育所入所を決める仕組みになっていたのを改め、保護者が保育所を選べるようになった。また保育所は育児などの相談事業にも努めることになった。

（3）児童相談所の機能強化

都道府県児童福祉審議会に法律や医学の専門家からなる部会を設け、児童相談所長が施設入所などの措置を行う際、審議会の意見を聞くとともに児童の意向も聴取することにした。

少子高齢化社会の到来と対策

わが国の少子高齢化は、平成に入った 1989（平成元）年の合計特殊出生率が 1.57 となり、近代史上最低であった 1966（昭和 41）年（ひのえうま）を下回ったこと、年齢構成の上で高齢人口の増加が目立つことを契機に、国の存立に関わる大きな問題として取り上げられるようになった。2025 年には 15 歳から 64 歳までの生産人口と 65 歳以上の高齢人口の比が 2.17 対 1 になると推計され、働く人たち二人で一人の老人を支えなければならない計算である。つまり老人の年金・医療・福祉のために働き手の税金や年金の積み立てが極めて高額になるわけである。

政府も 1999（平成 11）年 12 月に少子化対策推進関係閣僚会議で「少子化対策推進基本方針」を発表し、また新エンゼルプランを公表している。

少子化の要因としては、

①有配偶率の低下：高学歴化に伴い、結婚より仕事が生き甲斐という女性の増加、親への依存度が高まり結婚の必要を感じない青年層（パラサイトシングル）が増加。

②希望する子ども数が持てない：結婚年齢の高齢化や経済事情で持つ子ども数が減少。

③仕事と育児の両立困難・育児不安：祖父母との別居や子守の経験がないなどの不安。

などが挙げられている。

これらに対する地域内での支援もいろいろと行われてきているが、まだ数字の上での効果が現れているといえる段階にまではきていない。

以上述べた母子保健の推移を裏書きする人口動態と少子高齢化の状況を示す人口ピラミッドの図を示しておく。

図 1) 人口動態統計に見る出生数の年次推移

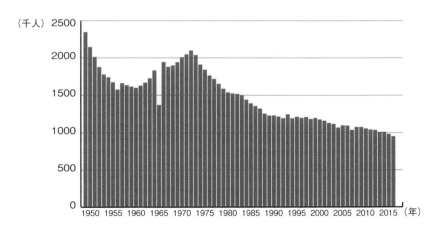

1950	1951	1952	1953	1954	1955	1956	1957	1958	1959	1960	1961	1962	1963	1964	1965	1966	1967	1968	1969
2,338	2,138	2,005	1,868	1,770	1,731	1,665	1,567	1,653	1,626	1,606	1,589	1,619	1,660	1,717	1,824	1,361	1,936	1,872	1,890
1970	1971	1972	1973	1974	1975	1976	1977	1978	1979	1980	1981	1982	1983	1984	1985	1986	1987	1988	1989
1,934	2,001	2,039	2,092	2,030	1,901	1,833	1,755	1,709	1,643	1,577	1,529	1,515	1,509	1,490	1,432	1,383	1,347	1,314	1,247
1990	1991	1992	1993	1994	1995	1996	1997	1998	1999	2000	2001	2002	2003	2004	2005	2006	2007	2008	2009
1,222	1,223	1,209	1,188	1,238	1,187	1,207	1,192	1,203	1,178	1,191	1,171	1,154	1,124	1,111	1,063	1,093	1,090	1,091	1,070
2010	2011	2012	2013	2014	2015	2016	2017												
1,071	1,051	1,037	1,030	1,004	1,006	977	946												

（上段：年、下段：千人）

図 2) わが国の人口ピラミッド（2014 年）

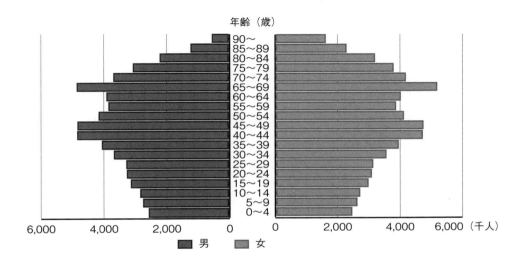

9

子どもの発育を振り返る（その1）―1990年までを中心に―

東京大学名誉教授　髙石昌弘

1．Growth as a Mirror of the Condition of Society

　子どもの身体発育に遺伝と環境の両因が大きな影響を及ぼすことは言うまでもない。とりわけ後者については、成育環境の社会経済的な状況が大きな関わりをもっている。英国の有名な発育研究者 J.M.Tanner が "Growth as a Mirror of the Condition of Society: Secular trends and class distinctions"[1] と表現したことが良く知られている。

　この意味では国際的にも大規模な Growth monitoring が行われ、その結果に基づいたそれぞれの地域における、それぞれの年代の Growth standards が作成され、小児保健活動の実践に応用されていることを再認識すべきだろう。わが国でも明治時代以降、それぞれの年代において身体発育についての研究調査が実施され、その結果が小児保健活動に利用されてきた。

2．我が国の乳幼児身体発育基準の種類とその経緯

　わが国における Growth monitoring として学齢期小児については文部科学省（文部省）の学校保健統計調査報告書による調査結果が用いられているが、乳幼児期の発育については厚生労働省（厚生省）による 10 年ごとの乳幼児身体発育調査が最も重視されている。本稿では本書の編集趣旨を考慮し、乳幼児身体発育調査の結果を中心に、これまでの経緯を振り返ることにしたい。なお、本稿のテーマ「子どもの発育を振り返る」に則り、年次的に 1990 年までの前期と 1990 年以降の後期に分け、筆者は「その 1」として前期を担当することとした。

　1990 年までの前期の中で、1980 年までについては林路彰監修の「乳幼児身体発育値」[2] に詳細が述べられているので、関心をお持ちの向きはぜひ参照願いたい。本稿では紙面の都合もあり、その概要を述べるにとどめたい。具体的な数値については後述することとし、明治以降 1990 年までにどのような調査が行われてきたかを列記したいと思う。

　文献にみられる我が国のかなり古い記録、江戸時代の記録などについても、その概要は前期の「乳幼児身体発育値」に示されているのでここでは割愛する。明治時代の代表的な発育基準値は三島通良による 1902 年の「日本健體小児ノ発育論」[3] に示された値であり、平均値のみであるが、「三島値」と略称されているものである。

　次の代表的なものは 1930 年に吉永澄江によって報告された「本邦乳幼児身体発育標準値」[4] であり、これは昭和初期のものとして東大小児科教授であった栗山重信の名とともに「栗山・吉永値」として当時の小児書に用いられていたものである。当時の比較的良好な発育をしている乳幼児が対象とされていたために、実態よりやや高い数値であろうと言われているが、これも平均値のみが示されており「標準値」と称されていた。

　ついで戦時中の 1940 年から 1942 年にかけて調査が行われ、戦後の 1949 年に報告された「斎藤・清水値」[5] が挙げられる。これは一応全国的サンプリングによる資料から求められた値で、平均値のみ

でなく、平均値と標準偏差（2分の1SD、2分の3SD）から算出された「級外」、「上」、「中」、「下」、「不良」の5階級に分類されている点に特徴がみられる。

　さらに、太平洋戦争直後の1950年に調査が行われ、1953年に公表された「斎藤・船川値」[6]は戦後の困難な時期における乳幼児の発育状態を示すものとして評価されたものである。これも「斎藤・清水値」と同様に5階級分類によって当時の小児保健活動で実際に活用された。

　そして、1960（昭和35）年に当時の厚生省が初めての行政調査として全国的サンプリングにより行った調査結果が、翌1961年に公表されたもので、これが「1960（昭和35）年乳幼児身体発育値」[7]である。そしてこれが現在も10年ごとに続いて実施されている乳幼児身体発育調査の最初のものであることは言うまでもない。たまたま筆者が国立公衆衛生院母性小児衛生学部に就職したのが1955年であったので、当時の部長であった斎藤潔先生を中心に船川幡夫先生、林路彰先生らがこの調査企画を担当し、多くの議論を重ねていたことを当時の陪席者として懐かしく思い起こす。この調査結果は平均値および標準偏差（2分の1SD）により、「大」、「中」、「小」の3階級分類として公表された。身体発育には個人差が大きいことから、評価基準としては5階級は適切でなく、また優劣に直結するような表現は避けるべきだというのが改変の趣旨であった。なお、1966年に施行された母子保健法により、従来の母子手帳が母子健康手帳として大きく発展した折にこの発育基準値が発育曲線として採用されたことは画期的な飛躍であった。

　このように従来の発育基準値を列記してみると、たまたま10年ごとに改変されてきたということになり、厚生省は今後も10年ごとに行政調査を行うことの意義を確認した。そこで、次に公表されたのが1970（昭和45）年の調査結果[8]であった。この調査結果では当初、前回と同様に「大」、「中」、「小」の3階級分類が用いられていた。その後1976（昭和51）年改正の母子健康手帳から欧米でよく用いられているパーセンタイル値が採用されることとなり、10パーセンタイル値、50パーセンタイル値、90パーセンタイル値が曲線として図示された。これは発育の大きな個人差がより重視されたためである。そして保健所等の小児保健活動の実際における指導用の値として3パーセンタイル値と97パーセンタイル値をも追加した8階級分類の基準値が採用されたが、これらの値は母子健康手帳の10、50、90パーセンタイル値も含め、筆者ら[9]が研究目的の基に1970年調査結果の再計算により算出し公表したものである。

　1980（昭和55）年には同様に調査が行われ、その結果は最初から3、10、50、90、97のパーセンタイル値として公表[10]された。

　そして1990（平成2）年にも同様の調査が行われ、前回と同様のパーセンタイル値が公表[11]されている。

　以上、1990年までの乳幼児身体発育基準値をまとめて整理し表示すると表1のようになる。その後、2000年、2010年にも同様の調査が行われ、その結果に基づく発育基準値が公表されているが、その内容については次章の「その2」を参照願いたい。

3. 1990年までの乳幼児身体発育基準の値の推移
　前項で述べた1990年までの従来の乳幼児身体発育基準の値について、その年次推移を身長・体重別

に、また性別に図示すると P13 〜 14 の図 1、2、3、4 のとおりである。

　年次推移といっても、それぞれの調査の性格が全て同じではないため単純に数値の変化を論ずることはできないが、一応概略の傾向は知ることができるだろう。図では、各調査結果の数値を示した。なお、1960（昭和 35）年から 1990（平成 2）年までの基準値は全て厚生省（現厚生労働省）の行政調査による値であり、1902（明治 35）年から 1950（昭和 25）年までの値は表 1 に示した調査によるものである。

　これによると、身長・体重そしてまた男女ともに年次に従って値の軽度の上昇傾向がみられるが、1940 年および 1950 年の値は戦時中あるいは敗戦直後の社会経済的混乱の時期に当たるため、やや数値の下落がみられ、とりわけ 1950 年のそれが顕著であることが分かる。これは冒頭に述べた "Growth as a Mirror of the Condition of Society" を実証したものと考えてよいだろう。

　1990 年以降、現在にいたる推移については次章で述べられるので、ここでは言及しないが、やはり社会経済的条件が身体発育の状況に大きな影響を及ぼしていることは明白である。

表 1）わが国における乳幼児身体発育基準の種類とその内容

発育基準	調査年発表年	調査資料	調査対象数	調査の実施主体	発育基準の階級区分とその方法	
三島値	明治期(1902)	限定的サンプリング	5,264	個人的調査	平均値のみ	
乳幼児身体発育標準値（栗山・吉永値 東大小児科値）	大正末期から昭和初期(1930)	乳幼児審査会資料など	約 20,000	個人（多数の報告のまとめ）	平均値のみ	
斎藤・清水値	1940〜42(1949)	全国的サンプリング	24,767	体力研究協議会基準部会	5 階級級外，上，中，下，不良	平均値および標準偏差
1950（昭和 25）年厚生省基準値（斎藤・船川値）	1950(1953)	全国的サンプリング	16,459	文部省科学研究厚生科学研究委員会（厚生省）	5 階級級外，上，中，下，不良	
1960（昭和 35）年乳幼児身体発育値	1960(1961)	全国的サンプリング	15,823	厚生省（行政調査）	3 階級大，中，小	
1970（昭和 45）年乳幼児身体発育値	1970(1971)	全国的サンプリング	16,489	厚生省（行政調査）	3 階級大，中，小	
	1970(1976)	同上			3 階級（母子健康手帳）8 階級（保健指導専用）	
1980（昭和 55）年乳幼児身体発育値	1980(1981)	全国的サンプリング	一般調査20,121病院調査3,886	厚生省（行政調査）	同上	パーセンタイル
1990（平成 2）年乳幼児身体発育値	1990(1991)	全国的サンプリング	一般調査12,484病院調査4,137	厚生省（行政調査）	5 階級（母子健康手帳）8 階級（保健指導専用）	

髙石昌弘，乳幼児身体発育値，南山堂，1989 に追加

図1） 1940年からの男子体重平均値増加 (kg)

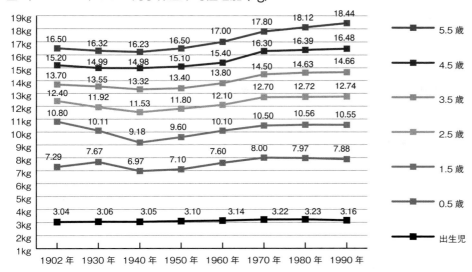

図2） 1940年からの女子体重平均値増加 (kg)

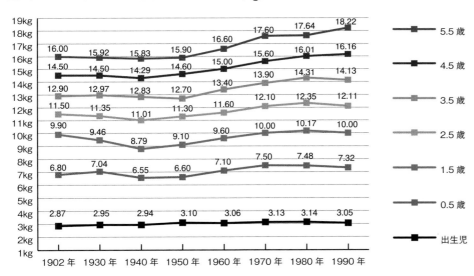

図3） 1940年からの男子身長平均値増加 (cm)

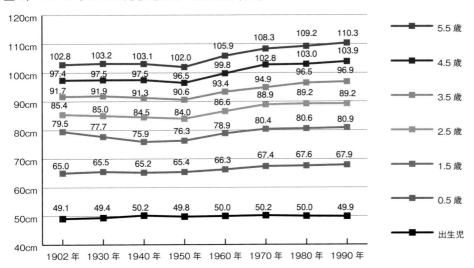

図 4) 1940 年からの女子身長平均値増加 (cm)

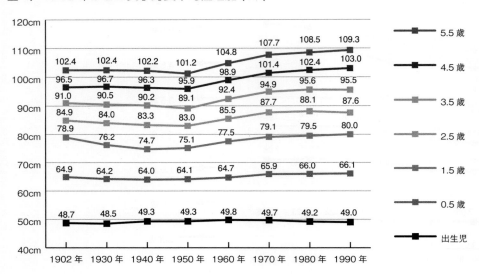

文献：
1) Tanner,J.M.: Growth as a Mirror of the Condition of Society: Secular trends and class distinctions.,Acta Paediatr.Jpn.29(1):96-103, 1987
2) 林路彰（監修）、髙石昌弘、高野陽、神岡英機：乳幼児身体発値、南山堂、1989
3) 三島通良：日本健體小児ノ発育論、大日本図書、1902
4) 吉永澄江：本邦乳幼児身体発育標準値、児科雑誌、357：146-157、1930
5) 斎藤潔、清水三雄：本邦乳幼児の身体発育値、児科雑誌、53（1-2）：1-6，1949
6) 斎藤潔、船川幡夫：地域別にみた乳幼児の身体発育状況、小児保健研究、13（4）：205-210、1954
7) 船川幡夫、林路彰、髙石昌弘：昭和 35 年度わが国の乳幼児の身体発育状況について（第 1 報）、小児保健研究、21（1）：19-29、1962
8) 厚生省児童家庭局：昭和 45 乳幼児身体発育調査結果報告書、大蔵省印刷局、1971
9) 髙石昌弘、藤村京子、大森世都子：小児の身体発育評価に関する研究、第 1 報　乳幼児の発育パーセンタイル値について、小児保健研究、34（6）：340-345、1976
10) 林路彰、髙石昌弘、高野陽、神岡英機、福渡靖、加藤正敏：昭和 55 年乳幼児身体発育パーセンタイル曲線および満年月齢値を含む身体発育値—体重および身長について—、小児保健研究、40（4）：396-409、1981
11) 髙石昌弘、加藤則子、大森世都子、大江秀夫：1990（平成 2）年乳幼児身体発育調査結果について、小児保健研究、50（6）：671-680、1991

子どもの発育を振り返る（その２）—1990年以降を中心に—

十文字学園女子大学教授　加藤則子

1．1990年以降の乳幼児身体発育調査

　わが国では、半世紀以上にわたって、ほぼ10年に一度、全国調査による乳幼児の身体発育値が更新され、その細かい動きが把握されている。時代とともにうつりゆく子どもの発育の様子を観察してゆくことは社会状況の反映の様子が分かるので重要であるが、わが国ではまさにそれが実践されていると言える。本稿では、筆者が実際に発育値作成に当たった1990年以降について、わが国の乳幼児の発育状況を振り返りたい。

　1990年からの3回分の発育調査の概要をまとめて列記すると表1のようになる。表示法はすべてパーセンタイル法となっている。母子健康手帳における階級区分は1990年の5階級から2000年以降3階級に変わっている。この3階級の実際は、前項の1970年及び1980年における3階級とは内容が異なっており、1970年及び1980年では10パーセンタイルから90パーセンタイルまでが正常範囲の目安として示されているのに対し、2000年及び2010年においては、3パーセンタイルから97パーセンタイルまでが正常範囲の目安として示されている。

　1990年から2010年までの身体発育値の推移を観察するにあたって、グラフを見やすくするために、それぞれの年月齢で1940年から体重が何キロ増えたか、身長が何センチ増えたか、という値をグラフで示した（図1～4）。この3本の折れ線の位置関係を見ることにより、この20年間の乳幼児の体格の推移を把握することができる。

2．体重平均値の推移

　図1、2を見ると、男女とも、ほぼすべての年月齢で1990年から2010年にかけて体重平均値が数百グラムの違いであるとは言え、減少してきている。乳幼児期の身体発育は、出生体重の影響を受ける。1975年以降、わが国では平均出生体重が減少してきているので、このことも、近年の乳幼児の体重減少の一因であることが推測される。

　栄養法の違いも乳幼児の体重発育に影響を及ぼす。栄養法別の割合については同調査でも結果が出ており、母乳栄養の割合は特に月齢が進むほど、過去の調査より増加していることが分かっている。母乳栄養児は人工栄養児に比べて特に乳児期後半以降体重の増え方が小さい。また、調整粉乳の組成が、1975年を境に比較的濃度の薄い母乳に近いものとなっていることも影響している可能性がある。

　気温も影響要因の一つとされる。幼児身体発育調査が行われるのは毎回夏の終わりの9月である。調査直前の夏が、猛暑であるか冷夏であるかによっても、体重の値は影響を受け、それが発育値の増減となって現れることも考えられる。

3．身長平均値の推移

　図3、4をみると、身長平均値においても、体重平均値と同様1990年から2010年にかけてその差は数ミリ程度とわずかであるが、減少していることが分かる。身長の伸びは体重のそれとその機序を異にし、骨の長大を反映していると言われ、その基礎にあるのは成長ホルモンの作用である。20年間の身長のわずかな減少は、日本人の最終身長の年次推移が1990年にプラトーに達したことと密接な関係にあると言える。

　身長は計測する人や計測条件によっても誤差が出るものである。それは頭部の押さえ方、膝の押さ

え方など、微妙な違いによる。1980年調査のころは、先天性股関節脱臼の予防の観点から新生児や年少乳児の身長は計測しない、やや年長で計測する場合の膝の押さえ方はごく軽いものにするという考え方が、大きく取り上げられていた。1990年調査以降は、この傾向が緩やかになり、前回の状況よりやや押さえ気味にしても良いという認識のもとに、やや下肢を伸ばした形での計測になってきている傾向にある。

表1)

発育基準	調査年 (発表年)	調査資料	調査対象数	調査の実施主体	発育基準の階級区分とその方法	
1990（平成2）年 乳幼児身体発育値	1990 (1990)	全国的 サンプリング	一般調査 12,484 病院調査 4,137	厚生省 (行政調査)	5階級（母子健康手帳） 8階級（保険指導専用）	パーセン タイル
2000（平成12）年 乳幼児身体発育値	2000 (2001)	全国的 サンプリング	一般調査 10,021 病院 調査 4,094	実施：厚生省 (行政調査) 公表：厚生労働省	3階級（母子健康手帳） 8階級（保険指導専用）	パーセン タイル
2010（平成22）年 乳幼児身体発育値	2010 (2011)	全国的 サンプリング	一般調査 7.652 病院調査 4,774	厚生労働省 (行政調査)	3階級（母子健康手帳） 8階級（保険指導専用）	パーセン タイル

図1)　1940年からの男子体重平均値増加（kg）

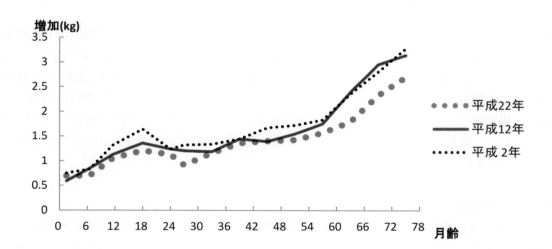

図 2) 1940 年からの女子体重平均値増加 (kg)

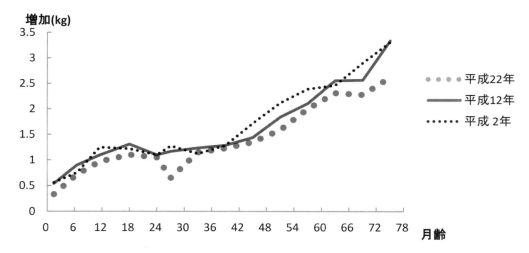

図 3) 1940 年からの男子身長平均値増加 (cm)

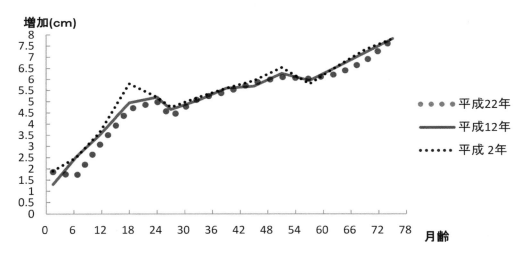

図 4) 1940 年からの女子身長平均値増加 (cm)

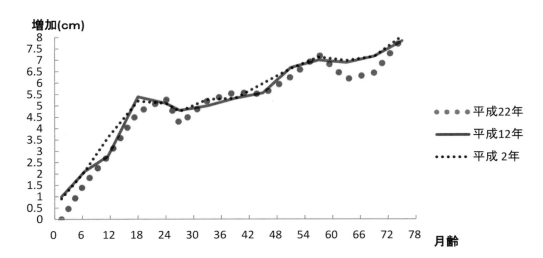

4．出生体重の減少

　出生体重の減少の原因として、様々な可能性が挙げられている。妊娠高血圧症候群の予防等のため、妊婦の体重増加を適度におさえるほうが、良好な妊娠分娩経過が得られるという考え方が普及して、母親学級、妊娠指導に取り入れられるようになった。妊娠週数は、全国データで一貫して短縮しており、それによる影響がある程度あることは明確である。その他、極低出生体重児、超低出生体重児の生存率の増加、多胎の増加（2000年と2010年の間では不変）、妊娠糖尿病の管理がよくなったための巨大児の減少、喫煙率の上昇（2000年と2010年の間では減少）等も考えられるが、その割合が全体の中で小さいため、その寄与はわずかと考えられる。

　2000年から2010年にかけて、出生体重の減少に影響を及ぼしている要因に関して、平成23年度厚生労働科学研究費補助金・成育疾患克服等次世代育成基盤研究事業「乳幼児身体発育調査の統計学的解析とその手法及び利活用に関する研究」（代表：横山徹爾）（乳幼児身体発育調査結果の評価及び活用方法に関するワーキンググループ）によって、検討が行われた（https://www.niph.go.jp/soshiki/07shougai/hatsuiku/index.files/wg-houkoku.pdf）。

　2000年と2010年の一般調査結果を比較すると、出生時の体重と関連する要因のうち、妊娠週数は短縮、身長は増加、妊娠中喫煙は低下し、ふだんの母のBMI、初産割合、胎児数には有意な変化はなかった。妊娠週数短縮は出生時の体重の低下方向に、母の身長増加と妊娠中喫煙減少はむしろ出生時の体重の増加方向に作用したと考えられる。

　一般調査における2000年と2010年の出生時の平均体重の差のうちどのくらいの割合が、妊娠期間等の短縮で説明できるかを検討するため、両年間の出生時の平均体重の実際の差と、仮に、妊娠期間等の分布が両調査年で変わらないとして調整した場合の出生時の平均体重の差を比較した。この結果、男子では実際の差は-0.040kgであったが、妊娠期間で調整後の差は-0.026gとなり、減少の約3.5割が妊娠期間の短縮によって説明できることを意味している。これに加えて、母の身長、母のBMI、妊娠中の体重増加、初産割合、胎児数、妊娠中の喫煙本数の各要因を順に全て加えて調整しても、妊娠期間のみで調整した場合と著しく変わることはなかった。同様に女子では、実際の差-0.049kgに対して調整後の差は-0.026kgとなり、約5割が妊娠期間の短縮によって説明できることを意味している。さらに、他の要因を全て加えて調整しても、妊娠期間のみで調整した場合と著しく変わることがなかった。出生体重減少の約半分が妊娠期間の短縮によるものであることが明らかとなったが、残りの約半分は乳幼児身体発育調査の調査項目にない要因であることが示唆された。

引用文献

1）　髙石昌弘，加藤則子，大森世都子，大江秀夫．1990(平成2)年乳幼児身体発育調査結果について．小児保健研究　1991;50(6):671-680.
2）　加藤則子，奥野晃正，髙石昌弘．平成12年乳幼児身体発育調査結果について．小児保健研究　2001;60(6):707-720.
3）　加藤則子，瀧本秀美，横山徹爾．平成22年乳幼児身体発育調査結果について．小児保健研究　2012;71(5):671-680.

子どもの保健と幼児健康度調査

福岡県立大学教授　松浦賢長

　幼児健康度調査はこれまで厚生労働省の乳幼児身体発育調査に合わせて 10 年に一度行われてきた。第 1 回の調査が昭和 55 年（1980 年）であるので、足かけ 30 年以上にわたり、子どもの健康をフォローしてきたことになる。このたび第 1 回調査から第 4 回調査までの子どもの状況をまとめ、これからの不確実で不透明な時代への道標とするべく本書を世に出すことにした。

　幼児健康度調査の実施にあたっては、日本小児保健協会の中で専門委員会が構成され、多くの専門家たちがその時代を生きる子どもの状況をあぶり出すべく質問項目を練りあげてきた。本調査は継続されている貴重な調査であるので、いわゆる“不易と流行”を基本に、時代ごとの比較が可能になるような質問項目と、子どもの健康を左右するその時代ならではの質問項目をバランスよく、また限られたスペースに入れ込む作業に知恵を絞ってきた。本書では、時代ごとの比較が可能になるような質問項目を中心に取り上げ、幼児健康度調査で得られた生データをグラフ化し、時代推移を視覚的に理解できるようにした。

　このグラフを左頁に配置し、右側には小児保健を学ぶ方や実践にあたられている方への参考となるべく、「グラフの解説」「用語説明」「関連法規」等を筆者らにより記述していただいた。また、幼児健康度調査では直接には取り扱っていない項目についても、必要に応じて取り上げたが、その場合には左頁のデータは公的に発表されているデータとし、読者が根拠として改めて引用できるものとした。さらに、これらの見開き頁を基本にしながら、各所に子どもの保健に関連する今の時代ならではの内容を扱うコラムと、特別支援に関連する内容を扱う「特別支援の視点」というコラムをもうけた。

　本書の執筆に当たっては、日本小児保健協会の幼児健康度調査委員会のみなさまに加えて、わが国の小児保健を代表する専門家のみなさまにご協力をいただき、子どもの保健のこれまでの移り変わりと次の時代への視座を入れ込むことが可能となった。これからの小児保健を担っていかれる方々の一助となれば幸いである。

第 1 章
感染症・予防接種

本章の概要

　20 世紀後半のわが国は、かつて国民病と呼ばれた結核をはじめ多くの重症感染症の脅威を乗り越えてきた。一方、1970 ～ 1980 年代にかけて、麻しん、風しん、水痘や流行性耳下腺炎の弱毒生ワクチンが導入されたが、定期接種であった麻しんや風しんでも当初の接種率は十分ではなかった。本書のデータから、1980 年から 30 年間のこれらのウイルス感染症への状況変化を読み取ることができる。2010 年以降になり、麻しん、風しんや水痘のワクチンがわが国の社会に十分に浸透した状況となっていたが、今なお、おたふくかぜワクチンの定期接種化などの課題が残っている。

1 結核

図 1)　幼児健康度調査：BCG 接種割合の推移

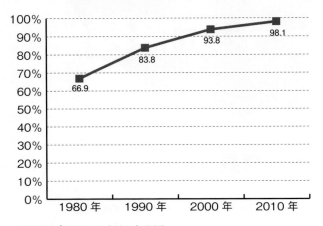

※ 1980 年はツベルクリンと BCG

表 1)　わが国における BCG 接種対象者と接種方法の変遷

1948 年	予防接種法制定：30 歳未満のすべてを対象。毎年ツベルクリン反応（ツ反応）検査を行い、陰性の場合は繰り返し BCG 接種
1951 年	結核予防法制定
1967 年	皮内接種から経皮接種に変更
1974 年	4 歳未満（標準的接種期間：生後 3 カ月以上生後 1 歳未満）、小学校 1 年生および中学校 2 年生（後に中学校 1 年生に変更）のツ反応陰性者に接種（小学校、中学校での BCG 接種者のうち、翌年もツ反応陰性者には再接種）
2003 年	小学校、中学校での接種の廃止
2005 年	生後 6 カ月未満を対象（標準的接種期間：生後 3 カ月以上生後 6 カ月未満）、ツ反応検査を省略
2006 年	結核予防法廃止
2013 年	生後 1 歳未満を対象（標準的接種期間：生後 5 カ月以上生後 8 カ月未満）

　かつて、わが国が結核まん延状態にあったことを背景に、ツベルクリン反応（ツ反応）検査陰性者へのBCG接種が開始された。（旧）結核予防法が定められた後は、これに基づいてBCG接種が実施され、1974年からは、接種対象者が4歳未満（標準的接種期間：生後3カ月以上生後1歳未満）に1回目の接種を行い、小学生1年生と中学1年生にツ反応検査を行って、陰性者に再接種する方法となった。2003年に小学生、中学生のツ反応検査と再接種は廃止されたが、2004年まで同じ方法で実施された。幼児健康度調査の第1回（1980年）から3回（2000年）におけるBCG接種割合の推移は、この接種対象者と方法の状況を示している。

　左の図表からは、第1回（1980年）66.9%、第2回（1990年）83.8%、第3回（2000年）93.8%と着実にBCG接種割合が増加していることが読み取れる。

　一方、第4回（2010年）調査は、2005年からツ反応検査を廃止し、接種対象を生後6カ月未満と大きく引き下げるという大きな変更後の状況を示すものである。変更前には接種対象月齢の短縮による接種率の低下が危惧されたが、実際は98.1%とさらに高い接種割合となり、現在でも維持されている。

2 関連項目

《小児の結核臨床像》

　わが国の結核罹患率は減少傾向が続いているが、西欧諸国との比較では依然として高い。成人と小児の罹患率の推移を見ると、小児の減少が大きいとされる。近年では、国際化に伴った外国出生の小児の罹患頻度の高さが話題となっている。

　小児結核は初感染に引き続いて発症する一次結核であり、感染後の発病に至るまでの期間は短く、感染者中の発病率は高い。髄膜炎や粟粒結核などはリンパ行性，血行性に進展・拡大し、重症化しやすいとされている。発見された患者の半数以上は家族など身近な人からの感染による接触者健診で発見されることが多いなどの特徴がある。

《BCGの意義》

　BCGの結核予防効果は、乳幼児に特有の重症播種型結核（結核性髄膜炎、粟粒結核）と、成人型結核のほとんどを占める肺結核とで異なるとされる。乳幼児型結核（重症播種型結核）については、5編のランダム化コントロール調査を基礎としたメタアナリーシスと8編のケース・コントロール研究によると、結核性髄膜炎と粟粒結核に対するBCGの予防効果は明らかで、BCG予防効果の平均は約80%との報告[2]がある。

山崎嘉久

引用文献

1) 戸井田一郎：BCGの歴史：過去の研究から何を学ぶべきか. 資料と展望 2004; 48: 15-40
2) 横田俊平：BCGワクチンの接種意義の変化. 小児科診療 67(11)：2004：1836-1842

2 麻しん

図 1)　幼児健康度調査：第 1 〜 4 回　罹患割合の推移

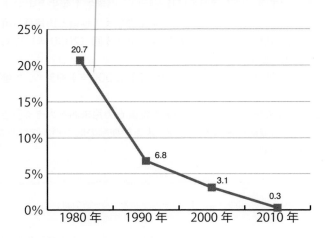

図 2)　幼児健康度調査：第 1 〜 4 回　麻しん接種割合の推移

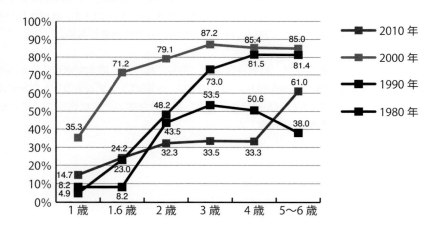

解説

　これまでかかったことがある感染症について、左の図表から、麻しんは1980年20.7%、1990年6.8%、2000年3.1%、2010年0.3%と、第1回から第4回の30年間で緩徐ではあるものの減少が認められた。その理由は、予防接種の普及と接種率の向上にあったことは明らかである。

　わが国で麻しんワクチンが定期接種となったのは1978年であった。その後1989年から麻しん・おたふくかぜ・風しんのMMR混合ワクチンが、定期接種として用いられた。しかし、おたふくかぜワクチンによる無菌性髄膜炎の発生頻度が比較的高かったことなどから、接種忌避の風潮が高まり1993年にはMMRワクチンは中止となった。麻しんワクチン接種割合の推移について、左の図表を見ると、1980年に比べ、1990年では3歳以降の接種割合が増加する傾向が見られている。2000年の接種割合は、1歳、1.6歳、2歳において大きな増加が見られた。当時、標準的な接種時期が生後12～15カ月となり、「1歳のお誕生日をすぎたらなるべく早く麻疹ワクチン接種を」との日本小児科学会などによるキャンペーンや自治体の取り組みが認められ、こうした取り組みが有効であったことを示すデータと考えることができる。

　また、全世界において麻しんの死亡率を低下させるため、WHOでは麻しん排除計画が2000年に策定された。この計画の中核は、MMR混合ワクチンの2回接種にあった。

　わが国では、2006年6月から麻しん・風しん混合（MR）ワクチンの2回接種が始まった。2010年のデータでは、麻しんワクチンの接種割合が急激に減少しているが、同じ調査でMRワクチンの接種割合は、1.6歳79.1%、2歳81.4%、3歳82.7%、4歳85.4%であった。当時、風しんに罹患した子どもはMRワクチンではなく、麻しんワクチンが接種されていた状況や、5～6歳児は2006年の改正以前に麻しんワクチンと風しんワクチンそれぞれが接種されたことなどの複雑な状況を反映していると考えられる。

関連項目

《麻しん排除状態の認定》

　WHO西太平洋地域事務局（WPRO）の、2012年までにアジア西太平洋地域から麻しんを排除[※]する目標を受け、2007年に国は麻しん排除計画案を策定した。2008年より5年間、中学1年相当、高校3年相当の年代に2回目の麻しんワクチン接種の機会を提供するなどの方策がとられ、2015年3月27日、世界保健機関西太平洋地域事務局により、日本が麻しんの排除状態にあることが認定された。

※麻しん排除：1年間に報告される確定麻疹症例数が人口100万人当たり1未満であること（輸入症例を除く）。すべての地区の各年齢コホートにおいて、麻疹に対する集団免疫が95%以上に維持されていること。すべての発熱発疹症例およびウイルス伝播の連鎖を、包括的に報告し調査することのできる優れたサーベイランスが存在するなどの条件を満たす状態（2004年WPRO）。

山崎嘉久

3 風しん

図 1) 幼児健康度調査：第 1 ～ 4 回　罹患割合の推移

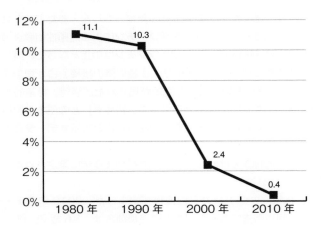

図 2) 幼児健康度調査：第 1 ～ 4 回　風しんワクチン接種割合の推移

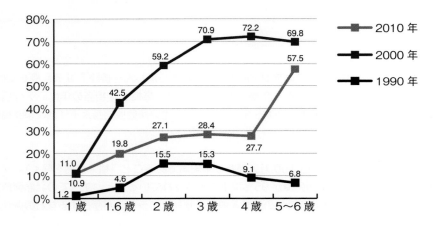

1 解説

　これまでかかったことがある感染症について、左の図表から、風しんは 1980 年 11.1％、1990 年 10.3％、2000 年 2.4％、2010 年 0.4％ と、第 1 回から第 4 回の 30 年間で緩徐ではあるが減少が認められた。その理由は、麻しんと同様に予防接種の普及と接種率の向上にあったことは明らかである。

　風しんワクチンは、わが国では 1976 年から接種が開始され、1977 年 8 月から女子中学生に対する定期接種が始まった。風しんワクチン接種割合の推移について、左の図表において、1990 年の割合が極めて低いのは幼児期は定期接種の対象でなかったことと関連すると考えられる。1989 年から 1993 年まで、生後 12 ～ 72 カ月児への麻しんワクチンの定期接種時に一時的に MMR 混合ワクチンも選択してよいことになった（麻しんの項目参照）。

　その後、1994 年の予防接種法改正に伴い 1995 年から生後 12 ～ 90 カ月未満の男女 (標準として生後 12 カ月以上 36 カ月以下) が風しんワクチンの対象となった。2000 年の接種割合が明らかに増加したのはこの影響であると考えられる。しかしながら 3 歳以降でも 70％ 程度に留まっていた。このため、以前に風しんワクチンあるいは MMR ワクチンを受けたことがない小学生や中学生に対する経過措置が行われたが、効果は十分ではなかった。

　2006 年 6 月から始まった MR 混合ワクチンの 2 回接種により、1 歳代での MR 混合ワクチンの接種割合は大きく増加した。ただ、2010 年のデータでは、風しんワクチンの接種割合が急激に減少しており、これには、麻しんワクチンと同じ理由があると考えられる（麻しんの項参照）。

2 関連項目

《成人への風しんワクチン接種》

　2012 ～ 2013 年にかけて全国で 16,000 人を超える風しんの流行が起こり、うち約 90％ が成人で、男性が女性の約 3 倍であった。またこの流行の影響で、45 名の児が先天性風しん症候群と診断された。これは、1970 年代からの風しんワクチンは女児のみを対象としていたことや、接種率が現在と比べて低迷していた影響と考えらえる。ここしばらくは、妊娠を予定する女性や男性も含めた医療従事者等の専門職種はもとより、一般の成人においても風しんワクチンの接種が必要である。

　2014 年以降、風しんの患者報告数は減少し、2017 年は年間 93 人（暫定値）、約 70％ が成人で、男性が女性の 2 倍であった。また 15 人（暫定値）が海外で感染し、帰国後発症した輸入例であった。先天性風しん症候群は、2015 年以降報告されていない。

《先天性風しん症候群（congenital rubella syndrome: CRS）》

　CRS の症状は妊娠中の感染時期により重症度、症状の発現時期が異なるが、3 徴候は感音性難聴、先天性白内障または緑内障、先天性心疾患（動脈管開存症など）である。先天異常以外に新生児期に出現する症状としては、低出生体重、血小板減少性紫斑病、溶血性貧血、間質性肺炎、髄膜脳炎などが挙げられる。また、幼児期以後に発症するものとしては、進行性風しん全脳炎、糖尿病などがある（国立感染症研究所感染症情報センター）。

山崎嘉久

4 水痘

図1) 幼児健康度調査：第1〜4回　水痘罹患割合の推移

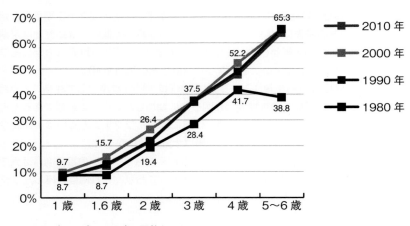

※ 1980年：1歳と1.6歳は同値とした

図2) 幼児健康度調査：第3回・第4回　水痘接種割合推移

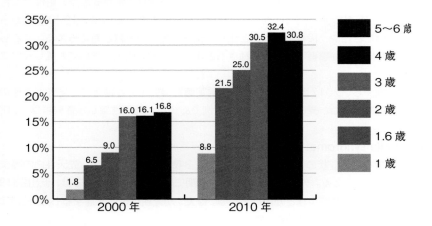

　これまでかかったことがある感染症について、左の図表から、水痘に罹患した割合は、1980年から2010年の4回の調査において、ほぼ同様の状況にあった。すなわち、1歳代では10%程度であるのが、年齢とともに割合が上昇し、5～6歳では60%を超える罹患割合となっていた。つまりこの調査が実施された時期においては、幼児期に多くの子どもたちが水痘に罹患していた状況を読み取ることができる。

　水痘ワクチンは1987年に世界に先駆けて日本で市販されたが、定期の予防接種でない期間が長らく続いた。幼児健康度調査でも第1回～第2回では調査対象ではなく、専門家も含め関心が高いとは言えなかった。水痘ワクチン接種の割合を左の図表に見ると、2000年では3歳以降で15%、2010年でも1歳で10%程度、3歳以降でも30%程度であった。定期接種でないインフルエンザワクチンの3歳以降の接種割合(2010年)が、70～80%程度であったことと比較して、きわめて低い状況であったことが読み取れる（予防接種（インフルエンザ、Hib、肺炎球菌）の項参照）。

　その後、2014年10月より水痘が定期接種対象疾患となり、生後12～36カ月に至るまでの児を対象に2回の定期接種が開始された。全国約3,000カ所の小児科定点医療機関からの報告によれば、定期接種化前（2005～2011年）の定点あたり年間報告数は、中央値76.8（範囲67.1～88.1）で横ばいであった。2012年に日本小児科学会から水痘ワクチンの2回接種の推奨が出され、報告数の減少が見られ始めていたが、定期接種化直後の2015年以降は大きく減少して2016年は20.7であった。特に、報告患者に占める1～4歳の割合は、2005～2011年には68～70%でほぼ一定であったが、2016年は39%、2017年第1～26週は35%に減少している（国立感染症研究所　2017月9月1日現在）。

2 関連項目

《水痘の感染経路》

　水痘は、水痘・帯状疱疹ウイルスの感染による急性感染症である。このウイルスは、気道分泌物からの空気感染や飛沫感染、水疱内容物からの接触感染の経路で感染し、その感染力は極めて強い。潜伏期間は10～21日であるが、潜伏期間中に全身のウイルス血症が起きるため、水疱が出現する2日前から5日後まで感染期間がある。

《帯状疱疹》

　ヘルペスウイルスは、感染後体内に永く留まり（潜伏感染）、宿主の状態に応じて症状を呈する特徴があり、水痘・帯状疱疹ウイルスも潜伏感染を起こす。つまり、小児期に感染したこのウイルスが脊髄後根神経節に潜伏感染を続け、年月を経て再活性化して、知覚神経に沿った皮膚に水疱を生じ、神経痛や知覚異常を生ずる（帯状疱疹）。

　なお、水痘・帯状疱疹ウイルスに対する免疫のない子どもは、帯状疱疹の患者との接触によって水痘を発症する。

山崎嘉久

5 流行性耳下腺炎

図 1) 幼児健康度調査：第 1 ～ 4 回　罹患割合の推移

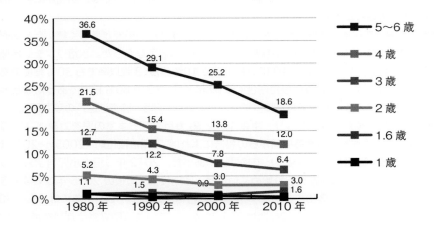

図 2) 幼児健康度調査：第 2 ～ 4 回　おたふくかぜワクチンの接種割合の推移

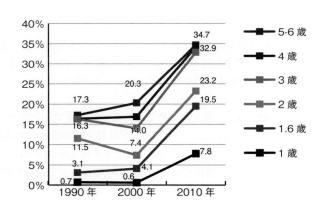

図 3) 流行性耳下腺炎患者報告数の推移

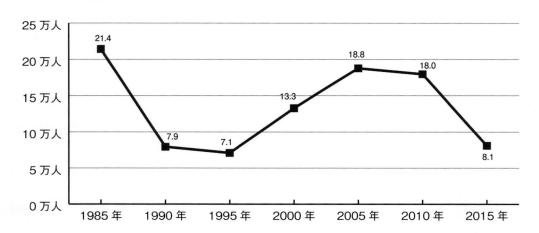

1 解説

　これまでかかったことがある感染症の調査について、左の図表から、流行性耳下腺炎に罹患した割合（第1回から第4回）は、1歳代では5%未満とほぼ同様の状況にあった。3歳児以降では、年齢とともに割合が上昇し、5〜6歳では20〜35%程度であった。第1回から第4回にかけて、年長児ほど割合が減少する傾向が認められるものの、麻しんや風しんと比較して、減少したと言える状況ではない。

　日本では1981年におたふくかぜワクチンの任意接種が始まったが、幼児健康度調査のデータでは、第2回（1990年）、第3回（2000年）は最も高い5〜6歳でも20%程度、第4回（2010年）も35%にとどまっている。

　感染症発生動向調査によれば、1981年以降流行性耳下腺炎は3〜5年ごとに大規模な流行が発生していた。1989年に、麻しんの定期接種時に麻しん・おたふくかぜ・風しん混合（MMR）ワクチンの選択が可能となったことから接種率が上昇し、患者報告数は一時的に減少した。しかし、MMRワクチンに含まれていたおたふくかぜワクチン株による無菌性髄膜炎の発生が社会問題となり1993年4月にMMRワクチンの接種は中止となり、以降はおたふくかぜ単味ワクチンによる任意接種となった。結果、おたふくかぜワクチン接種率は再び低迷し、流行性耳下腺炎は4〜5年ごとの全国流行を繰り返している。つまり幼児期に多くの子どもたちが流行性耳下腺炎に罹患している。

2 関連項目

《症状と合併症》

　流行性耳下腺炎の症状は、耳下腺の腫脹と疼痛、発熱であるが一般に予後良好である。全感染例の30〜35%が不顕性感染例で 年齢が高くなるほど顕性発症率が高くなり4歳以上では90%程度が発症するという。合併症として、無菌性髄膜炎（1〜10%）や脳炎（0.02〜0.3%）、膵炎、精巣炎、感音難聴などを合併することがある。特にムンプス難聴は感音難聴で治療が困難であること、ほとんどが一側性で、症状に気づかずに見過ごされてしまいがちであるなど課題が多い。

《おたふくかぜワクチンの定期接種化の必要性》

　1993年のMMRワクチンの中止は、その後の我が国の予防接種施策に強い影響を残している。2015年には世界121カ国でMMRワクチンなどの定期接種が行われるようになり、ほとんどの国で2回接種が行われている[1]。一部の自治体がおたふくかぜワクチンを公費助成の対象としているが[2]、自治体ごとに状況は異なり、地域の健康格差を生じさせる可能性がある。ほとんどのワクチン・ギャップ（予防接種（インフルエンザ、Hib、肺炎球菌）の項参照）が解消されつつある中で、早期の解決が求められる。

山崎嘉久

引用文献

1) 国立感染症研究所：おたふくかぜワクチンについて. IASR Vol.37 p.201-202: 2016年10月号
2) https://www.know-vpd.jp/d_josei_list.php （2018年4月確認）
3) 国立感染症研究所：感染症サーベイランス事業年報，1985年〜2015年　https://www.niid.go.jp/niid/ja/idsc/8218-surveillance-nenpou.html
　国立感染症研究所：感染症発生動向調査年別報告数一覧（定点把握）
　https://www.niid.go.jp/niid/ja/survei/2085-idwr/ydata/8110-report-jb2017.html

Column

子どもの感染症　その変遷

　小児保健従事者にとって、乳幼児期の予防接種や、保育園・幼稚園、学校など集団生活での手洗い・うがいやマスクの着用、給食の衛生管理など、子どもの感染症に対する予防の大切さは、現在、広く浸透している。しかし、感染症による子どもの死亡数が急激に減少していった時代には、目覚ましい治療学の発展の陰で、予防活動はあまり脚光を浴びることがなかった。いくつかの論述からその頃を振り返ってみる。

　「わたしたちが小児科医になって10年間位（1945〜55年）の病棟は、初夏の百日咳から夏中の赤痢、疫痢、ポリオ、日本脳炎など、爽涼の秋一息つくと、晩秋から感冒、肺炎、猩紅熱、インフルエンザ、早春の麻疹、菜の花咲く頃の膿胸、年間を通じての結核と誠に多彩かつ重症の感染症に満ちあふれていた。」と述懐した寺脇氏[1]は、1963〜72年の鹿児島大学病院の入院患者の状況から「昔から恐れられたこれらの疾患の激減ぶりは瞠目に値する。医学の勝利である。」と抗菌剤などの治療学の成果を高らかに謳いあげている。

　高度経済成長を遂げた頃、市橋氏[2]は、「治療医学の進歩と相俟って急性伝染病に対する関心は少なくなり、いわゆる伝染病の流行も著しく下火になっていると言える。」と述べ、当時発見・注目された細菌感染症とその治療法を概説している。

　21世紀初頭になり、城氏[3]は、「50年前頃の小児感染症対策は小児の生命を脅かすあるいは重症な後遺症を残す疾患が対象で、いわば『水戸黄門』や西部劇のように明らかな悪玉との戦いであった。」とし、その上で「現在は戦いにひとまず勝利を収めたあとその勝利を完全なものにすること、その戦いの名残である耐性菌感染、日和見感染、突然現れる新興・再興感染症、院内感染に対する対策が必要とされている。」と、現在にもつながる課題を記している。

　一方、予防接種について、寺脇氏は、「Vaccineは弱毒生菌か死菌を利用して製造されるので、大小となく副作用（発熱も局所の発赤もそれである）があると考えるべきが原則であろう。要は確率の問題と重い副作用（脳症が最もこわい）の問題であろう。」と当時の製剤の不完全さを指摘し、城氏は、種痘やポリオワクチンの成果を述べながらも、「麻疹に対する生ワクチンの導入は1969年になってからで、次いで風疹、水痘、ムンプスのワクチンも開発されたが、接種率が今一つ伸びないため時々流行が起きており接種率の向上が現在の課題となっている。」と、製剤の進歩が、必ずしも接種率向上という社会の理解につながっていなかった点を記述している。

　その後、本書のデータが示す通り、子どもの予防接種率の向上とワクチンギャップの解消に向けた動きなどが見られ、麻しん排除状態の認定（WHO、2015年3月）などの成果も得られた。「予防接種・ワクチンの状況は、毎年のように変化している。いろいろな混乱も生じているが、全体から見れば進歩していると捉えたい」との岡部氏[4]の記述が、現在の状況を物語っていると言えよう。

山崎嘉久

＜参考文献＞
1) 寺脇保：疾病の変遷と治療の動向小児における感染症．臨床と研究 1974:51(10), 2711-2715
2) 市橋保雄：小児期感染症の変遷．小児科診療 1985:48(4), 532-535
3) 城宏輔：小児感染症の変遷．小児保健研究 2004:63(3) 増刊，136-138
4) 岡部信彦：我が国における予防接種・ワクチンの昨日，今日，明日．日本感染症学会雑誌 2017:91 臨時増刊号，122

登園・登校の制限

インフルエンザなど急性の感染症にかかった子どもに対しては、登園や登校の制限が行われている。その目的は学校や幼稚園など子どもが集団で生活する場での病気のまん延防止であり、学校保健安全法が根拠である。「第四節　感染症の予防」に、「第19条（出席停止）　校長は、感染症にかかっており、かかっている疑いがあり、又はかかるおそれのある児童生徒等があるときは、政令で定めるところにより、出席を停止させることができる。」と示されている。

ここで注目すべき点は、出席停止の決定は学校長が決定する点である。その根拠を、学校保健に対する法整備の歴史に見ることができる。その状況を記した記述を以下に引用する[1]。

"わが国の学校保健の歴史は、明治5年の学制発布と同時に始まった。近代学校教育制度の創始に伴い、最初に取り上げられた学校衛生施策は、伝染病の予防であった。当時、日本は、痘瘡・コレラ等の伝染病の大流行にさらされており、学校は、その最も危険な媒介所になる恐れがあることから、学制の第211章で「小学校ニ入ル男女ハ種痘或ハ天然痘ヲ為シタルモノニ非レバ之ヲ許サズ」と規定された。さらに、明治12年の教育令では、これを拡大して伝染病全般に広げ、罹患者の出席停止の規定を入れたものが作られている。"

「伝染病」患者の隔離が行われていた当時の状況が強く反映されていると言える。1999（平成11）年の「感染症の予防及び感染症の患者の医療に関する法律」により、「伝染病」に代わって「感染症」が学校保健法（当時）でも使われるようになった。

また、学校保健安全法施行規則には、学校において予防すべき感染症の種類（第18条）と、出席停止の期間の基準（第19条）が明記され、学校などの現場で広く活用されている。長らく臨床の実態とは異なる状況にあったが、2012（平成24）年に対象疾病の追加（髄膜炎菌性髄膜炎など）および出席停止の期間の基準が、インフルエンザ（「発症した後五日を経過し、かつ、解熱した後二日を経過するまで」に）、百日咳、流行性耳下腺炎について改正された。

また、学校保健安全法には、「第20条（臨時休業）　学校の設置者は、感染症の予防上必要があるときは、臨時に、学校の全部又は一部の休業を行うことができる。」との、いわゆる学級閉鎖や学校閉鎖の規定がある。2005（平成17）年に世界中を席巻した新型インフルエンザの折には、わが国の学校などでは患者が確認され次第（原則1例目の患者が確認された時点）速やかに臨時休業を行う「積極的閉鎖」が実施され、その効果を支持する報告[2]が出されている。

山崎嘉久

＜参考文献＞
1）文部科学省国際教育協力懇談会事務局編 国際教育協力懇談会資料集. 資料19.1：我が国における学校保健の変遷と仕組み 平成14年7月
https://www.mext.go.jp/b_menu/shingi/chousa/kokusai/002/shiryou/020801ei.htm（2018年4月確認）
2）内田満夫他：わが国におけるインフルエンザ（H1N1）2009に対する学校閉鎖の効果. 日衛誌, 2013：68：103-117

Column

特別支援の視点：感染症対策

インフルエンザ感染拡大防止対策は、「登校直後の全員検温」

　学校では、感染症発生時には、子どもたちの学業保証と校内の感染拡大防止の両方の対応をとることが重要となる。

　本校（特別支援学校：知的障害）では、インフルエンザ流行期に、一部の学年や学部の閉鎖を実施することで感染拡大を防ぐことができるかは疑問であるととらえている。その理由として次の2点がある。

1．一人で自宅にいることは難しい

　学年閉鎖や学部閉鎖になった場合、子どもたちは一人で自宅にいることは難しいこともあり、保護者が仕事を休めない時には、放課後等デイサービスを利用することもある。

2．登下校時、他学年・他学部の接触が多い

　スクールバスを使っての登下校者が多く、食堂での給食やその他にも狭い校舎内で始終他学年・他学部が一緒になったりすれ違ったりする。

　このため、インフルエンザの拡大を防ぐ効果的な閉鎖は、数日間の休校措置と考える。本校での休校は、県内の基準を参考にインフルエンザによる欠席者数が全校の15％となったときを目安にしている。

　感染拡大による休校にならないために、インフルエンザ流行期には、下記の対応をしている。

1．登校してすぐ全員の体温を測ること

　登校してすぐ、教室で全員の体温測定をする。熱があった場合には、直ちに早退を勧めることになる。その中に帰宅後、インフルエンザと診断された子どもたちもいた。登校してすぐに発見していなければ、その日一日を学校で過ごし、感染が拡大する原因となっただろう。教職員は全員検温の効果に驚いていた。

2．体温計を各学級に配布すること

　各学級に体温計を1本配布している。朝の準備の慌ただしい中の検温なので、体温計もスピーディに測定できるものを準備している。このことにより、担任の協力はとても得やすくなった。

3．スクールバス内のマスク着用を徹底すること

　密閉した狭いスクールバス内は、感染拡大の可能性が高い。「うちの子は、マスクができないのです」と主張する保護者もいるが、「最初は5秒でもいいから、マスクをつける練習から始めましょう」と協力を依頼する。乗車中のマスク着用徹底を図っている。

4．保護者へ感染状況を発信すること

　学校感染による出席停止措置がとられた場合には、感染症名と罹患者数を保護者宛てにメール配信している。インフルエンザ流行期には毎日、インフルエンザによる欠席者数と体調不良による早退者数を記した文書を保護者に配布している。校内での流行状況が学校と保護者間で共有でき、感染症への関心が高まっている。

　このような対応により、学校そして保護者が一体となって感染拡大を防ぐという意識がつくられることになる。さらに、次のような効果もあった。

1．教職員の健康観察に対する意識が向上したこと

　教職員が、インフルエンザの感染拡大を防ぐのは、学年や学部の閉鎖ではなく、自分たちの健康観察・保健行動であるということを実感した。

2．子どもたちが嫌がらずに検温ができるようになったこと

　検温がとても苦手で体温計を挟むことができなかった子どもたちが、毎日の検温により、嫌がらずに検温できるようになったと担任から報告があった。これは毎日の練習の成果であり、クラスメイトの行動を見て真似て学習効果が上がったと考えられる。

髙瀬初美

第 2 章
予防接種

本章の概要

　20世紀終盤の感染症の患者・死亡数の減少や、医療における個人の意思の尊重、および予防接種訴訟における司法判断等を背景に、1994年の予防接種法の一部改正によって、我が国の予防接種は、義務接種から勧奨接種となった。1980〜1990年頃のワクチン接種率は全般的に低迷していたが、近年では飛躍的に向上していることが、本章のデータからも読み取れる。背景には、国の情報提供体制や健康被害救済制度の充実、さらに新興・再興感染症への備えなど感染症予防に対する国民の意識の高まりがあると言える。

| 1 | 予防接種（ポリオ、DPT、日本脳炎） |
| 2 | インフルエンザ、Hib、肺炎球菌 |

1 予防接種（ポリオ、DPT、日本脳炎）

図1) 幼児健康度調査：第1〜4回　ポリオ接種割合の推移

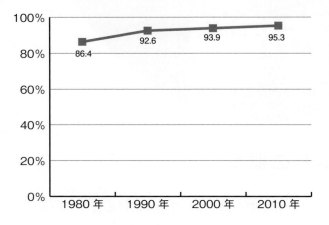

図2) 幼児健康度調査：第1〜4回　DPT接種割合の推移

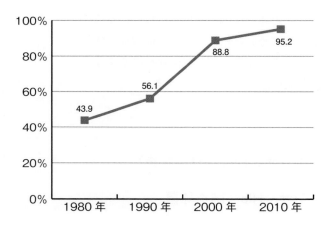

図3) 幼児健康度調査：第1〜4回　日本脳炎接種割合の推移

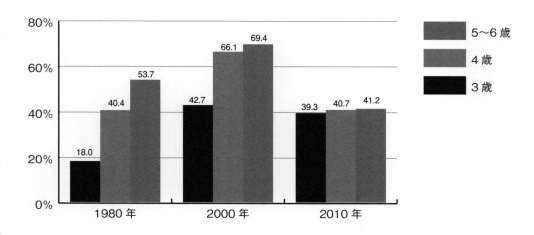

1 解説

(1) ポリオワクチン

1960 年のわが国最大のポリオ感染症の流行を受けて、1961 年に生ワクチン（セービン株）が緊急輸入された。乳児から小学生までの一斉接種により、流行は終焉に向かった [1]。生ワクチンによる定期接種が 1964 年より開始された。左の図表は、1980 〜 2010 年までの 30 年間の接種割合の変化を示している。一般に、1970 〜 1980 年代、わが国のワクチン接種率は低迷していたが、この時期にもポリオワクチンは接種割合が高く、その後も増加している。2000 年のポリオ根絶宣言後も生ワクチンが使用されたため、VAPP が課題となった。2012 年 9 月から不活化ポリオワクチン、2012 年 11 月から四種混合ワクチンが導入され、ポリオワクチンは不活化に移行した。

(2) DPT ワクチン

DPT ワクチンは 1968 年から定期接種となった。1970 年頃に種痘をはじめとするワクチンの副反応が社会問題となり、DPT ワクチン接種後の死亡例が 2 例続けて出たことから、1975 年 2 月に百日咳ワクチンを含むワクチン接種が一時中止となった。同年 4 月に接種年齢を 2 歳以降にずらして再開されたが接種率は低下し、各地で百日咳の再流行が起きた。左の図表において、1980 年の DPT の接種割合が 50% 未満であることはこの状況を表している。1981 年の秋から百日咳の無菌体ワクチンが使用され、接種割合は徐々に回復に向かった。2000 年から 2010 年にかけて、ワクチンに対する社会の意識向上などを背景に、接種割合はさらに増加した。不活化ポリオワクチンとの四種混合ワクチンとなって以降も、高い接種率が保たれている。

(3) 日本脳炎ワクチン

日本脳炎ワクチンは、1950 年代から接種が開始され、1970 年代には届出患者数、死亡数ともに大きく減少し、1994 年の予防接種法の一部改正で定期接種となった。左の図表では、1980 年から 2000 年にかけての接種割合の増加が示されている。2005 年 5 月にワクチン接種後に発生した急性散在性脳脊髄炎との因果関係が否定できないとされたことから、積極的勧奨の差し控えが勧告され接種数は激減した。2010 年度から、乾燥細胞培養ワクチンを用いた 3 歳児に対する初回接種の積極的勧奨が行われた。2010 年のデータは、こうした施策の反映と読み解くことができる。この間、日本脳炎の再流行は認められなかったが、現在もなお、年間数例程度の発生は続いている。

2 関連政策・施策

1961 年：ポリオ生ワクチン緊急輸入
1975 年：百日咳ワクチンを含むワクチンの一時中止
1994 年：予防接種法一部改正（日本脳炎ワクチンの定期接種化）
2000 年：WHO 西太平洋地域のポリオ根絶宣言
2005 年：日本脳炎ワクチンの積極的勧奨の差し控え勧告
2010 年：3 歳児の日本脳炎ワクチン初回接種に対する積極的勧奨

3 関連項目

《ポリオ根絶宣言》

わが国の野生株ポリオウイルスによる患者は、1971 年、1980 年の各 1 例を最後に発生していない。国際保健機構（WHO）西太平洋地域で野生株ポリオウイルスによる患者発生が 3 年以上ないことから、2000 年に地域レベルのポリオ根絶宣言がなされた。

《VAPP（Vaccine associated paralytic polio）》

ポリオワクチン株によって生ずるポリオ様の麻痺。1981 〜 2000 年の間には国内で 15 例のポリオ様麻痺患者が報告されているが、いずれも分離されたウイルスはワクチン株由来であった。

山崎嘉久

引用文献

1) 平山宗宏監修：予防接種の歴史．公益財団法人予防接種リサーチセンター発行, 2014 年 3 月

2 インフルエンザ、Hib、肺炎球菌

図 1) 幼児健康度調査：第 3 回・第 4 回　インフルエンザワクチン接種割合の推移

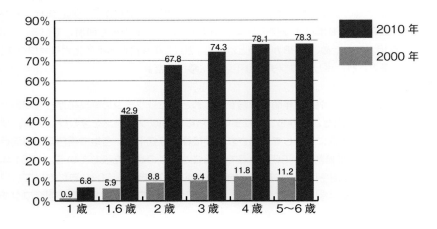

図 2) 幼児健康度調査：第 4 回　Hib 接種割合

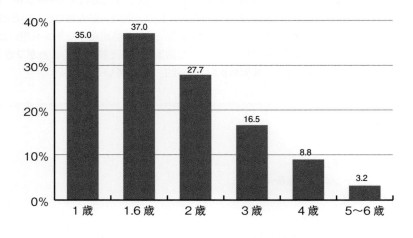

図 3) 幼児健康度調査：第 4 回　肺炎球菌ワクチン接種割合

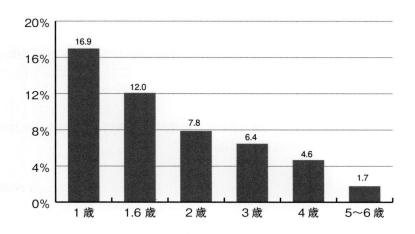

1 解説

(1) インフルエンザワクチン

　インフルエンザは、1948 年の予防接種法制定時の対象疾病であり、1962 年からはいわゆる学童集団接種が実施された[1]。しかし、1980 年代頃から学童集団接種は無意味であるなどの意見が高まり、1994 年の予防接種法の一部改正で任意接種となって、接種者数が低下した。インフルエンザワクチン製造量等に関する調査では、1994 〜 1997 年を下限として、その後増加している[2]。左の図表からは、2000 年から 2010 年にかけて、1 〜 6 歳のすべての年齢で、接種割合が急激に増加した状況を把握することができる。この時期には「感染症新法」の制定（1998 年）、高齢者を対象とするインフルエンザワクチンの定期接種化（2001 年）などの施策の変化や、新型インフルエンザの世界的流行（2009 年）などがあった。2010 年以降もワクチン使用量は同程度が続いており[2]、幼児の接種割合も 2010 年と同程度であることが推測される。

(2) インフルエンザ菌 b 型（Hib）ワクチン、小児用肺炎球菌ワクチン

　2008 年 12 月に Hib ワクチン、2010 年 2 月に小児用肺炎球菌ワクチンが販売開始されたが、公費助成が行われた一部の市町村を除き接種割合は低率であった。2010 年 12 月に「子宮頸がん等ワクチン接種緊急促進事業」が開始され、2011 年の 2 月からはほとんどの市町村で Hib ワクチン、小児用肺炎球菌ワクチンの公費助成による接種が可能となった。左の図表は、公費助成となる直前の状況を示したデータである。当時は Hib、肺炎球菌感染症への予防の関心が高まっていたことから、Hib ワクチンの供給不足が起きた。公費助成後に、接種率は急激に増加した。

　また、接種ワクチン種類の増加に伴い、それまで一般的でなかった同時接種に対して、日本小児科学会は「予防接種の同時接種に対する考え方」を 2011 年 1 月に公表した。ところが、同年 3 月にこれらのワクチンを含む同時接種の 1 〜 3 日後に小児の死亡事例が報告され、両ワクチンは一時見合わせとなった。ただちに国の調査会がデータを検証し、4 月 1 日より再開された。2013 年の予防接種法の一部改正で、両ワクチンは定期接種となり 9 割以上の高い接種率が維持され、小児の Hib や肺炎球菌による髄膜炎の罹患率減少につながっている[3]。

2 関連政策・施策

1948 年：予防接種法制定（義務接種、罰則あり）
1994 年：予防接種法一部改正（勧奨接種、救済制度の充実）
1998 年：感染症の予防及び感染症の患者に対する医療に関する法律（感染症新法）制定
2013 年：予防接種法一部改正（Hib、小児用肺炎球菌ワクチン等の定期接種化）

3 関連項目

《ワクチン・ギャップ》

　世界保健機関が勧告しているワクチンがわが国の予防接種法の対象になっておらず、先進諸国と比べて公的に接種する種類が少ない状態。2010 年と 2012 年に、国の審議会から改善に向けての提言が出され、2016 年までに Hib、小児用肺炎球菌、水痘、Ｂ型肝炎等が定期接種となった。

《高齢者への暴露》

　インフルエンザウイルスによる超過死亡（インフルエンザの流行により総死亡がどの程度増加したのかを示す推定値）は高齢者医療の大きな課題である。わが国では学童集団接種の時期に超過死亡が少なかったとの報告がある。また、小児肺炎球菌ワクチン導入後に高齢者肺炎球菌感染症が減少した報告もある。乳幼児へのワクチン接種による地域の集団免疫力の向上は、結果的に高齢者への暴露の減少につながる。

山崎嘉久

引用文献
1) 平山宗宏監修：予防接種の歴史. 公益財団法人予防接種リサーチセンター発行, 2014 年 3 月
2) 厚生労働省医政局経済課長・健康局健康課長・結核感染症課長通知　医経発０８０３第１号・健発０８０３第４号・健発０８０３第２号　季節性インフルエンザワクチンの供給について（平成２８年８月３日）添付資料
3) 岡田賢司他：日本化学療法学会雑誌 2016：64(4)：652-655

ワクチンの黎明期

　予防接種の歴史は周知のように種痘で始まる。ジェンナーが牛痘の膿を近所の少年の腕に接種し、痘瘡の予防に成功したのは1798年であった。微生物を顕微鏡で観察して報告したのはレーウエンフック（1632～1723年）が最初であるが、微生物を病気と関連づけて学問として体系づけたのはコッホとパスツールであった。コッホは炭疽菌（1876年）、結核菌（1882年）、コレラ菌（1883年）を発見し、その後も北里柴三郎博士をはじめ多くの弟子たちによる病原体の発見があった。パスツールは予防接種に関する多くの知見を発見し、炭疽菌ワクチン（1881年）、狂犬病ワクチン（1885年）を開発している。やがて病原菌の分泌する毒素も発見され、北里とベーリングが血液中に抗毒素抗体の存在を証明した（1890年）。

　純培養に成功した細菌についてこれをホルマリンで不活化してワクチンとする試みが行われ、コッホがコレラワクチンを開発し、毒素を不活化したワクチン（トキソイド）としてグレンニーらによるジフテリアトキソイドが開発された（1921年）。

　ウイルスについてはその存在が確認され増殖法が開発されるのに時間を要したが、インフルエンザウイルスが受精卵内で増殖できることからフランシスらによってインフルエンザワクチンが開発され、その後エンダースらが組織培養法を確立したことによって近代ウイルス学が花開くことになる。

　わが国の予防接種の歴史もやはり種痘の伝来と実用に始まっている。ジェンナーによる種痘法の発表から50年を経て、長崎に駐在していたオランダの医師モーニケのもとにジャカルタから痘苗が到着し、種痘が始まった（1849年）。1885（明治18）年に内務省告示として種痘戦術心得書が出されており、これが予防接種の始まりである。この心得書は1909（明治42）年に改正されたが、そのまま戦後の予防接種法制定（1948年）まで継続されていた。

　わが国の予防接種の歴史上特筆すべき出来事はポリオ生ワクチンの導入の経緯であろう。1960（昭和35）年にはわが国で最大のポリオの流行が起こり、ようやく製造が開始されたポリオ不活化ワクチンでは到底制圧できない状況になっていた。このためわが国としては最初の国家的予防接種研究プロジェクトとしてポリオ生ワクチン研究協議会が発足したが、翌1961年にも大流行の様相となったため、時の古井厚生大臣の決断で生ワクチンの緊急輸入が行われ、乳児から小学生まで1000万人に1カ月の間に接種が行われた。この緊急接種の効果は絶大で、ポリオの流行は頓挫的に終焉し、以降数年のうちにポリオは根絶状態になった。また、このワクチン導入に際して同時に開始されたサーベイランス事業は、その後のわが国の感染症対策の始まりとなっている。この時の全国的研究体制は、その後の予防接種の研究の基礎となり、その流れは今日に及んでいると言える。

　ポリオに続いて、麻しんワクチンの研究が始まるが、今日までのわが国のワクチン研究の成果としては、大阪大学の高橋理明教授による水痘ワクチンの開発（市販は1987年）、国立予防衛生研究所（現国立感染症研究所）で開発された無菌体百日咳ワクチン（1981年）があり、いずれも現在世界で用いられている。また現在使われている麻しん、風しん、日本脳炎のワクチンもわが国で分離されたウイルスを用いて独自に開発されたワクチンである。

平山宗宏

副反応・薬害の歴史と薬害教育

厚生労働省医薬・生活衛生局では、文部科学省の協力を得て、「薬害を学び再発を防止するための教育に関する検討会」を開催し薬害教育の教材を開発した。この薬害を学ぶための教材は、中学校3年生を対象としており、平成23年度から毎年、全国の中学校に配布されている。また、視覚教材も開発され厚生労働省のホームページにて提供されている。

それらの教材である「薬害を学ぼう」の中で取り上げられている予防接種に関する薬害は、1948〜1949年のジフテリア予防接種による健康被害と1989〜1993年のMMRワクチン接種による無菌性髄膜炎である。この教材では、MMRワクチン被害者の母の「なぜ早期に中止してその安全性について見直しをしてくれなかったのでしょうか。小さな子どもの命や未来を脅かすようなワクチンがあってよいのでしょうか」という言葉のように、被害者の声についても取り上げられており、当事者やそれを支える家族の思いを知ることができる。また、「なぜ薬害が起こったのか」や「どうすれば薬害が起こらない社会になるのか」についても扱われており、薬害の原因について考え、法律改正や被害を受けた人の救済制度についても学習を深めることができる。

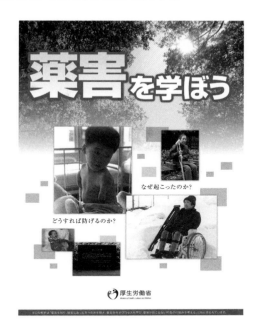

とくに学校における薬害教育を実際に進めるにあたっての指導計画や実践例、ワークシート例等も紹介されており、薬害から学び、薬害が起こらない社会について、「何が必要なのか」「自分たちにできることは何か」を、子どもたちが多角的な視点を持ち、それぞれが自分で考えて実践していくことができる取り組みとなっている。

なお同ホームページでは、厚生労働省や全国薬害被害者団体連絡協議会、一般社団法人くすりの適正使用協議会や学校保健ポータルサイトなどの薬害に関連する機関の紹介もされており、様々な視点からの考察を行うことができる。

梶原由紀子

引用文献

・厚生労働省：薬害を学ぼう　どうすれば防げるのか？なぜ起こったのか？（2017）　改訂版 https://www.mhlw.go.jp/bunya/iyakuhin/yakugai/

第 3 章
事故

本章の概要

　約 3 割の子どもがけがや事故で医師にかかっている。子どもの事故の様態は、子どもの発達と関連しており、異物誤嚥は年齢とともに割合が減少し、やけどは年齢とともに行動の範囲が広がるため割合が増加している。また、事故の多くは家庭内で発生しており、家庭内の事故防止対策が求められているが、「保護者の不注意」への対策ではなく、環境整備の視点での事故防止対策が求められる。

1　事故

1 事故

図 1）事故での受診

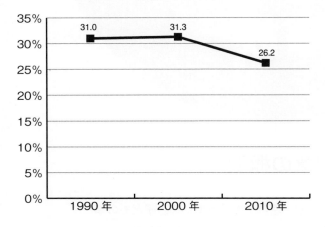

図 2）異物誤嚥の経験

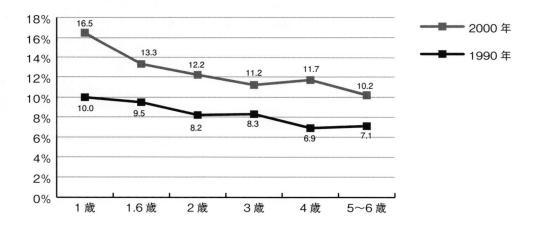

図 3）やけどをした経験

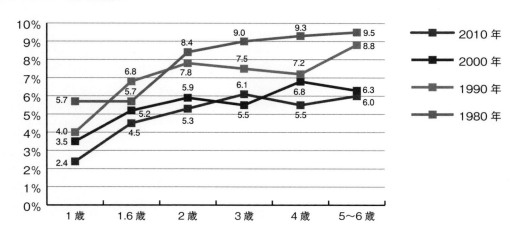

1 解説

(1) 事故での受診

「これまでにけがや事故で医師にかかったことがありますか」という質問に「ある」と回答した者の割合を図示した。1990 年と 2000 年調査時は 30% を超えていたが、2010 年調査時では 26.2% まで減少した。

(2) 異物誤嚥の経験

「異物（飲食物以外）を飲み込んだことがありますか」という質問に「ある」と回答した者の割合を年齢別に図示した。1990 年より 2000 年調査時が全年齢で増加しているが、特に 1 歳児では 16% を超えている。いずれの調査時も年齢が上がるとともに割合は減少の傾向を示した。

(3) やけどをした経験

「これまでにけがや事故で医師にかかったことがある」と回答した者に、さらに「それはどのようなけがや事故でしたか」と質問し、「やけど」と回答した者の割合を年齢別に図示した。1980 年調査時に比較して、2010 年調査時は全年齢で減少しているが、いずれの調査時も年齢が上がるとともに割合は増加の傾向を示した。

2 関連政策・施策

2005 年：国民運動計画である「すこやか親子 21」の中間評価により、「小児の事故防止をはじめとする安全な子育て環境の確保」が重点取り組みとしてあげられた。「事故防止対策を実施している家庭の割合」で 100% を目標値とし、リーフレット等により呼びかけがおこなわれた。「すこやか親子 21（第 2 次）」では、公式ツイッターで事故防止の情報提供がなされている。

3 関連項目

《不慮の事故》

人口動態統計における年齢別死因では、0 ～ 4 歳では周産期及び先天性の要因を除くと「不慮の事故」による死亡が最も多い。死亡した場所は、病院に次いで「自宅」となっており、病気以外に自宅で事故死していることがわかる。

《けがの様態》

2010 年の幼児健康度調査では、子どものけがの内容は、切傷 12%、やけど 5%、打撲 5%、脱臼 2% であった。屋内ではやけど、脱臼が多くみられた。

《誤嚥した異物》

1990 年の幼児健康度調査では、誤嚥した異物で最も多かったのは「たばこ」で、38% であった。

《PIO － NET（全国消費生活情報ネットワーク・システム）》

国民生活センターと全国の消費生活センター等をオンラインネットワークで結び、消費生活に関する情報を蓄積しているデータベースで、市販の製品による子どもの事故事例が報告されている。

原田直樹

子どもを犯罪から守るために

　わが国では、犯罪が起きたときにはまず犯人に注目する。犯人はどんな人物で、犯行に至った動機は何かを追及する。これを犯罪学では、犯罪原因論という。それに対して、人ではなく場所（景色）に注目する考え方を、犯罪機会論という。犯罪機会論に基づく取り組みを導入しているのが小宮信夫教授である。犯罪原因を抱えた人がいても、その人の目の前に犯罪の機会（チャンス）がなければ、犯罪は実行されないという考え方である。言い換えれば、犯罪の動機を抱えた人が犯罪の機会に出会ったときに初めて犯罪は起こる、と考える。

　犯罪原因論では人に注目するため、考えられる防犯対策は、防犯ブザーや大声で助けを呼ぶといった護身術になる。これは犯罪に遭ったときにどうするかというクライシス管理になる。しかし真の防犯はリスク管理である。いくら人に注目してみても、その人が犯罪を企てているかどうかは見た目だけでは分からない。犯罪を予測するためには、嘘をつかないものを頼るしかない。それが景色：Scene である。犯罪者が好む場所、犯罪が成功しそうな場所、その景色がわかれば、犯罪を警戒し予防することができる。

　犯罪が成功しそうな場所とは何か。それは、犯罪者の目的が達成できて捕まりそうにない場所である。危険な場所は、「入りやすい」＝犯罪者は怪しまれることなく、簡単にターゲットに近づける。そして「見えにくい」＝犯行が目撃されにくいので、通報され逮捕される心配がない。この「入りやすい」「見えにくい」という二つのものさしで景色を読解することが、防犯の基本となる。

　また地域でよく行われている防犯対策として、パトロールがある。日本ではルートを固定しないランダムパトロールが一般的であるが、これは防犯効果が低い。犯罪者は犯行を始める瞬間を見られないために見えにくい場所を犯行場所として選ぶので、ランダムパトロールを恐れない。効果的なのは、ホットスポットパトロールである。これは、人ではなく場所に注目して、犯罪が多発する場所や危険な場所を重点的にパトロールする方法である。

　地域住民の取り組みにおいて、"入りやすく見えにくい場所"に気がつけば、改善に向けて話し合うことができる。この考え方に基づいた地域安全マップ作りはとくに効果を発揮する。新しい時代を迎えた今、子どもたちを犯罪から守るために、着目点を人から場所（景色）へ、クライシス管理からリスク管理へと転換することが求められている。

岡村祥子

引用文献

・小宮信夫：子どもは「この場所」で襲われる（小学館新書）2015/12/1

子どもは静かに溺れます
（本能的溺水反応）

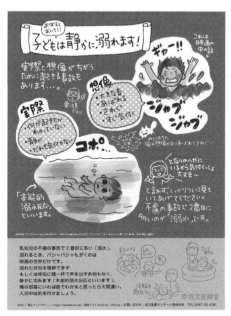

（教えて！ドクター HP より）

2004年、日本　子どもが「コポ…」とお風呂に沈んでいるオレンジ色のイラストが大きな反響を呼んだ。2017年9月のことである。佐久医師会が運営する「教えて！ドクター」プロジェクトが発信したSNSであった。

子どもが（のみならず人が）、「溺れるときはばたばたと手足をもがき、助けを求めて叫ぶ」というような一般的な"溺れる"シーンは、主に映画やテレビの中の演出であることがわかっている。現実にはそうではなく、まわりが気づかない間に静かに「コポ…」と沈んでいくことも多いことが指摘されている。この溺水を、本能的溺水反応という。

本能的溺水反応……この用語の歴史は意外に古い。1974年に、当時水難救助にあたっていたFrank Pia（Ph.D.）がこの用語（Instinctive Drowning Response）を提唱した。Pia博士は、この考え方の啓発に努め、世界中のライフガードやコーストガードに知識が広まったのだが、わが国にこの考えが紹介されたのは意外に最近のことである。

総監訳・五十嵐隆、監訳・吉田穂波による「ママドクターからの幸せカルテ」（西村書店，2017）にこの表現が用いられている。本能的溺水反応の出てくる項目のタイトルは「子どもは思ったより静かに早く溺れます」である。この本能的溺水反応は、海や川だけではなく、家庭内でも多く生じている。「たとえドラッグストアで購入してきた小さな（空気を入れて膨らませたビニール）プールでも容易に溺れうる」や「米国では84%の子どもが家で溺れている」という記述がなされている。

お風呂の浴槽につかる文化のわが国では、お風呂は身近なものであり、それゆえに少なからずの事故が生じている。　「お風呂で溺れそうになったら、音がするからわかります、大丈夫です。お風呂はすぐそこですから」という保護者の過信が思わぬ事故につながる可能性がある（もちろん庭のビニールプールでも！）。その意味で、この本能的溺水反応が専門家（五十嵐・吉田）の監訳によってわが国に紹介されたことの意義は大きく（もちろん海・川、市民プールでもとても大切な考え方だが）、またそれを素敵な、衝撃的なイラストで世に知らしめた佐久医師会のプロジェクトの果たした役割にも多大なものがあると言える。

なお、Frank Piaのあとには、水難救助指導にあたるMarioVittonが主に映像による啓発活動をおこなっているので、以下のサイトを参照してほしい。
https://mariovittone.com/

松浦賢長

Column

事故と虐待

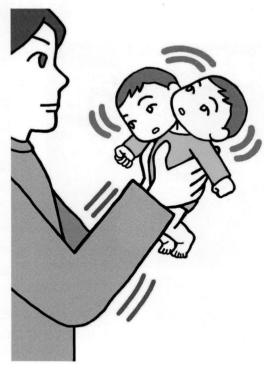

　乳幼児の頭部のけがで、事故か虐待かが争点となる裁判がよく見られる。乳幼児を激しく揺さぶることで脳に重篤なけがを負わせる「揺さぶられっ子症候群」もそのひとつである。この揺さぶられっ子症候群の診断が虐待の根拠とされていることがあるが、近年、そのことに疑念の声が上がっている。

　「揺さぶられっ子症候群」は、英語では「Shaken Baby Syndrome」と言い、その頭文字から「SBS」と呼ばれている。日本子ども虐待医学会では、「硬膜下血腫、網膜出血、脳浮腫という３つの症状があり、３メートル以上の高さからの落下や交通事故の証拠がなければ、自白がなくとも SBS の可能性が極めて高い」としている。

　一方、近年、3 症状の徴候だけで SBS と診断することを疑問視する報告が続いている。1 メートル以下の落下事故や繰り返し頭部に衝撃が加わった場合、軽い衝撃でも同様の症状が現れる危険性があるとの指摘もある。

　子どもは虐待から守られなければならない。近年は、子どもの事故（交通事故を含む）が発生したら、警察は虐待を視野に入れて捜査をしている。事故によるものと思っていたそのけがに、実は虐待が潜んでいるならば、子どもの命を守るために早期に適切な介入をしなければならない。その意味では 3 症状の診断は SBS による虐待を疑う「きっかけ」として重要である。

　しかし 3 症状の診断が虐待の直接的な決め手となってしまっては、それが不幸な事故によるものであった場合に冤罪を引き起こしたり、児童相談所による不要な親子分離という事態を招いたりする可能性がある。

　専門医と警察、児童相談所などの連携によって、事故か虐待かをしっかりと見極め、事故であった場合もしっかりと検証し、その後の事故防止の取り組みにつなげることが肝要である。

原田直樹

環境整備の重要さ

　以前、「お母さん、手を離さないで」と書かれた、子どもの事故防止を呼び掛けるポスターを見かけた。現在でも多目的トイレや商業施設のベビールームに設置されているおむつ交換台には、「目を離さない」という警告表示を見かける。

　乳幼児のおむつ交換台からの転落事故は比較的多く、2011年12月には、消費者庁から「おむつ交換台からの転落による事故の防止について」のニュースリリースが発行され、注意喚起が促されるとともに、公共施設や商業施設等に上記の警告表示を貼付することが要請された。すなわち、おむつ交換台から乳幼児が転落してけがをした場合は、目を離した保護者に責があるということだろうか。

　本文にも示した通り、子どもの死因の上位には長年にわたり「不慮の事故」があがっており、自宅で死亡したりけがをしたりするケースも多い。それらも保護者が「手を離したから」「目を離したから」ということになるのだろうか。

　子どもは発達とともに日々行動が変化する。換言すれば発達するから事故が発生する。生後6カ月ごろには小さな物をつかんで口に入れるようになり、なんでも口に入れようとするため、誤嚥事故が多発する。1歳から3歳ごろは、身体能力も知的好奇心も活発になるため、転落や転倒、やけどが多発し、特に残り湯がある風呂桶に転落して溺死するケースも少なくない。そして3歳を過ぎると目の前のものに意識を奪われるので、飛び出し事故が多発する。昨日できなかったことがある日突然できるようになる。それが子どもの発達であり、これら日々変化する子どもの動きから一瞬たりとも目を離さずに、事故を防止することは不可能である。

　しかし、おむつ交換台からの転落事故防止について考えるとき、おむつ交換台に柵が設置していればどうであっただろうか。誤嚥しそうなものは手の届かないところに置く、風呂の残り湯は完全に抜くようにしていればどうであっただろうか。

　子どもの事故防止に、保護者が注意を払うことは大切ではあるが、それだけでは事故が減ることはない。保護者や社会が子どもの事故防止に向けた環境整備に取り組むことが何よりも重要であり、そのためには、保護者を責めることなく事故事例を集積し、検証を積み重ねることが必要になる。

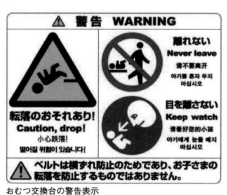

おむつ交換台の警告表示

原田直樹

Column

特別支援の視点：プール事故に備えて

　プールでの事故は、生命にかかわる重大な事故につながりかねない。特別支援学校では、事故発生時に子どもたちがパニックになり混乱することも予想される。本校（特別支援学校：知的障害）では、プールでの事故を想定した緊急搬送訓練として、救急搬送マニュアルを作成し、シミュレーションを行っている。その目的は、①教職員全員が、事故発生時の行動を確認・体得し、②緊急事態が起きたときの冷静な判断の難しさや現場の混乱を疑似体験することにある。緊急搬送時のポイントは、「役割分担の明確化」である。

1．プールで事故が発生した時の対応

　プールで事故が発生したら、多くの応援職員が必要となる。救急体制としては、プールにいる職員だけで対応する「一次体制」と応援職員が到着してからの「二次体制」に分ける。

　事故発生と同時に「管理職、養護教諭は、至急プールへ駆けつけてください」と校内放送し、この放送を聞いた校内の全教職員は、「プールで事故が発生した」と認識し、学級の子どもたちの統制をとり、プールに急ぐという手筈となっている。

2．役割分担の明確化

　水泳指導時には、入水前に当該授業での緊急時の役割を明確にして、ボードに記載しプールサイドに置く。役割は、下記である。

≪一次体制≫

役割	担当	役割内容	
救護	救護　1・2	救急処置、記録	
連絡	担任	保護者連絡	携帯電話①で保護者に連絡
	監視	119番	携帯電話②で、119番通報
	連絡　1	校内放送	更衣室の電話で、校内一斉放送
	連絡　2	AED	AEDを取りに走る
掌握	他の職員	子どもたちをプールから上げて、その場で掌握	

＊授業時に監視（主に学部主事）、プールサイドにプールセットを持っていく。
　　プールセットの中……授業時の子どもたちの保健調査と緊急連絡カード、役割カード（裏に役割内容を記載）、
　　　　　　　救急セット、筆記用具、携帯電話①②、バスタオル、笛　など

＊保護者に電話で伝える内容は、役割カードに書いてある（保護者が動揺しないように、担任が落ちついて伝えることができるように。あとで、トラブルにならないために）

≪二次体制≫

役割	担当	役割内容
救護	救護　1・2	救急処置、観察
	養護教諭　担任	
連絡	管理職	全体掌握、記録、救急隊への説明、救急車誘導指示、救急車同乗指示
	監視	
	学部主事（担任）	搬送先決定後に、保護者連絡
掌握	応援職員	プールサイドの子どもたちを教室等に移動し、着がえ

髙瀬初美

第 **4** 章
既往歴（感染症以外）

本章の概要

　子どものアレルギーの状況は、時代により移り変わっていることがわかる。子どもや親（親になるものも含め）の生活や環境が変化していることもこの背景にはあるだろう。とくに最近は、子どもの生命に関わる食物アレルギーへの対策や予防が重要さを増してきている。

1　食物アレルギー、アトピー性皮膚炎、ぜん息

1 食物アレルギー、アトピー性皮膚炎、ぜん息

図1）幼児健康度調査：第3回・第4回　アトピー性皮膚炎の罹患率割合推移

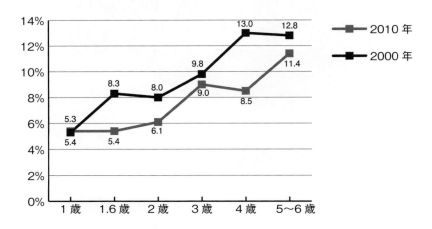

図2）アレルギー疾患関連データ

アトピー性皮膚炎の年齢別有症率

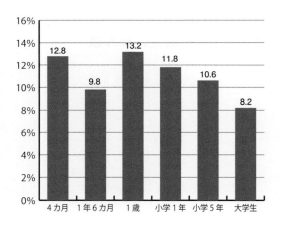

即時型食物アレルギーの頻度

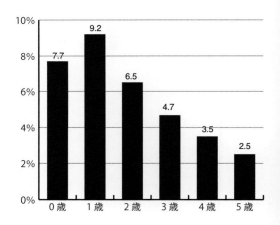

図3）幼児健康度調査：第1〜4回　ぜん息の罹患割合推移

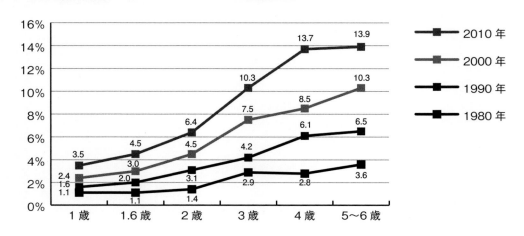

1 解説

(1) アトピー性皮膚炎の罹患率割合推移

　「感染症以外で、これまで医師により診断された病気がありますか」という質問にアトピー性皮膚炎と回答した者の割合を 2000 年値、2010 年値と図示した（複数選択）。

　2000 年値と 2010 年値を比較すると、1 歳児ではほぼ同じ割合であるが、1 歳 6 カ月児以降は 2010 年値の方が低い割合となっていた。

(2) アレルギー疾患関連データ

　全国有症率調査[1] によるとアトピー性皮膚炎の年齢別有症率は、1 歳の 13.2％をピークに 1 歳 6 カ月が 9.8％、小学校 1 年生が 11.8％、小学校 5 年生が 10.6％、大学生が 8.2％となっていた。また、日本保育園保健協議会の調査[2] によると、即時型食物アレルギーの頻度は、0 歳が 7.7％、1 歳が 9.2％、2 歳が 6.5％、3 歳が 4.7％、5 歳が 2.5％であった。

(3) ぜん息の罹患割合推移

　「感染症以外で、これまで医師により診断された病気がありますか」という質問に、ぜん息と回答した者の割合を 1980 年値、1990 年値、2000 年値、2010 年値と図示した。30 年間で幼児期のぜん息の割合は約 4 倍（2.0％から 8.2％）となっていた。

2 関連政策・施策

2015 年：アレルギー疾患対策基本法が施行された。アレルギー疾患が国民生活に多大な影響を及ぼしている現状及びアレルギー疾患が生活環境に係わる多様かつ複合的な要因によって発生し、かつ、重症化することに鑑み、アレルギー疾患対策の一層の充実を図るために、アレルギー疾患対策に関しての基本理念を定め、指針を策定し対策の基本となる事項についても定めた。

3 関連項目

《保育所におけるアレルギー疾患生活管理指導表・学校生活管理指導表》

　保育所（あるいは学校）と保護者、嘱託医等が共通理解の下に、一人一人の症状等を正しく把握し、アレルギー疾患の乳幼児（あるいは児童生徒）に対する取り組みを進めるためのフォーマット。

《アドレナリン自己注射（エピペン）》

　エピペンは過去にアナフィラキシーショックを起こしたことがある場合や、アナフィラキシーを起こす可能性が高いと予想される場合に、医師より処方される補助治療薬。

倉橋俊至・梶原由紀子

引用文献

1）平成 12 ～ 14 年度厚生労働科学研究費補助金免疫アレルギー疾患予防・治療研究事業「アトピー性皮膚炎の患者数の実態及び発症・悪化に及ぼす環境因子の調査に関する研究」
2）財団法人こども未来財団　平成 21 年度児童関連サービス調査研究等事業報告書「保育所におけるアレルギー対応にかかわる調査研究」主任研究者　鴨下重彦（日本保育園保健協議会会長）

Column

エピペン使用のポイント

　2012（平成24）年12月に学校でその事故は起こり、一人の尊い命が奪われた。死因は食物アレルギーによるアナフィラキシーの疑いであった。

　アナフィラキシーとは、アレルギーの原因物質に触れる、あるいは食べたり飲んだりした後に、数分から数時間以内に複数の臓器や全身に現れる激しい即時型のアレルギー反応である。じんましん等の皮膚症状、腹痛や嘔吐などの消化器症状、ゼーゼー、呼吸困難などの呼吸症状が、複数同時にかつ急激に出現した状態である。また、その中でも、血圧低下や意識喪失など生命を脅かす状態をアナフィラキシーショックと呼んでいる。アナフィラキシーやアナフィラキシーショックは、急速に症状が進行するおそれがある極めて危険な状態であり、迅速かつ適切な判断と対応が必要である。

　緊急性が高いアレルギー症状がある場合、ただちに対応が必要である。対応としては、できるだけ迅速にアドレナリン自己注射（エピペン）を使用し救急車を要請する必要がある。日本小児アレルギー学会より分かりやすい症状と適応判断として「一般向けエピペンの適応」が示されている。

一般向けエピペン®の適応（日本小児アレルギー学会）

エピペン®が処方されている患者でアナフィラキシーショックを疑う場合、下記の症状が一つでもあれば使用すべきである。

消化器の症状	・繰り返し吐き続ける	・持続する強い（がまんできない）おなかの痛み	
呼吸器の症状	・のどや胸が締め付けられる	・声がかすれる	・犬が吠えるような咳
	・持続する強い咳込み	・ゼーゼーする呼吸	・息がしにくい
全身の症状	・唇や爪が青白い	・脈を触れにくい・不規則	
	・意識がもうろうとしている	・ぐったりしている	・尿や便を漏らす

～エピペン使用のポイント～

※エピペンを握る時は、オレンジ色のニードルカバーを下に向け、効き手で"グー"で握る。（間違って逆さまに持った時に誤注射を防ぐため）

※投与する前には必ず子供に声をかける。

※部位は太ももの外側に注射する。

※衣服の上から打つことができるが、ポケットがある時などはなにもないことを確認する。

※エピペンは振り下ろさずに軽く押し当てた後押し付け、5つ数える。

※打った後、オレンジ色のニードルカバーが伸びているか確認する。

※打った部位を10秒間、マッサージする。

　エピペンをいざという時に正しく使用するためには、日頃からの練習が不可欠である。また、学校や保育所などでは、役割分担の確認やチームとして対応できるようあらかじめシミュレーションを行う必要がある。

　なお、エピペンの使い方は、エピペンガイドブック（2019年）を参照していただきたい。

梶原由紀子

引用文献
日本小児アレルギー学会：一般向けエピペンの適応 https://www.jspaci.jp/assets/documents/media.pdf
エピペンガイドブック（2019）：海老澤元宏監修, https://www.epipen.jp/download/EPI_guidebook_j.pdf

熱性けいれん

◎ **熱性けいれん**

　生後 6 カ月から 5 歳までの乳幼児に起こる，38℃以上の発熱に伴う発作性疾患で、髄膜炎・脳炎などの中枢性神経感染症、代謝疾患、その他の明らかな発作の原因が見られないものと定義される。過去には 2 歳以下の高熱・けいれんの症例では細菌性髄膜炎を見落としてはならないと言われたが、Hib ワクチンと小児用肺炎球菌ワクチンの接種効果により細菌性髄膜炎が激減した今、発熱の原因の多くはウイルス感染症である。

◎ **心配のない単純型とチョット心配な複雑型熱性けいれん**

　熱性けいれんは家族歴を認めることが多く遺伝的素因がある。多くの場合は予後が良好な単純型熱性けいれんで、70%は生涯を通じて 1 回しか発作を起こさない。一方、熱性けいれんの一部に将来てんかんに移行する可能性のある一群があり、これを複雑型熱性けいれんと言う。複雑型熱性けいれんは、以下の 3 項目の中の一つ以上の特徴を持つ。

　① 焦点性発作（部分発作）の要素があった

　② 15 分以上持続する発作があった

　③ 1 日に 2 回以上、発作を繰り返すことがあった

　保護者には、単純型の場合は心配のない発作であることを伝えてよいが、複雑型の場合は将来てんかんになりやすいとは言わずに、「通常の熱性けいれんと少し違うところがあるので、一度小児神経の専門医に相談してみましょう」と話す。

◎ **てんかん発症関連因子は 4 つです**

　熱性けいれん後のてんかん発症関連因子は次の 4 因子

　① 熱性けいれん発症前の明らかな神経学的異常と発達遅滞がある

　② 両親・同胞におけるてんかんの家族歴がある

　③ 複雑型熱性けいれんである

　④ 発熱後 1 時間未満の発作である

　①〜③の因子に関して、1 因子を有する場合のてんかん発症頻度は 2 倍、2〜3 因子を有する場合は 5 倍になる。④の因子を有する場合は 2 倍になる。ただし、一般人のてんかん発症頻度は約 1%であり、5 倍になっても 5%なので、95%は発症しないことも押さえておきたい。

◎ **検査・診断・治療など**

　単純型熱性けいれんでは、頭部 CT・MRI、脳波検査は不要で、現行の予防接種はすべて受けて差し支えない。熱性けいれんの応急処置としてのジアゼパム座薬の投与は不要である。しかし、帰宅後も高熱が持続して再熱性けいれんが心配な場合に、休日・夜間の医療機関へのアクセスの良し悪しと保護者の不安を総合的に判断して、ジアゼパム座薬を使用してもよい。その際、座薬投与により眠気・ふらつき・ときに興奮を生じること、夜間にけいれんが出なくなることを十分説明してから使用する。

　　　横井茂夫

Column　食物アレルギーの考え方と対応

　食物アレルギーとは、摂取した食物が原因となり免疫学的機序を介して生体にとって不利益な症状（皮膚、粘膜、呼吸器、消化器症状）が起こることを言う。食物アレルギーはいくつかの病型に分類されるが、小児期はアトピー性皮膚炎と合併する「食物アレルギーの関与する乳児アトピー性皮膚炎」型が最も多く、次が即時型である。即時型としては、口腔アレルギー症候群や食物依存性運動誘発アナフィラキシーがある。

　食物アレルギーがどのように発症するのかについては、完全に詳細が解明されているわけではないが、近年、アレルギーに関する考え方は大きく変わりつつある。

　Lack G による二重暴露アレルゲン仮説では、皮膚バリアが破壊された皮膚を通して食物アレルゲンへの感作がおこり、アレルギーが進行し、経口された食物抗原は免疫寛容・耐性を誘導することが提唱された。また、アメリカ小児科学会においても、離乳食の開始を遅らせてもアトピー性疾患の発症を予防する根拠はないと言っている。このように、従来は、経口摂取によって食物抗原に感作し発症すると考えられていたが、近年では、食物アレルゲンに対する感作は経口暴露ではなく経皮暴露によって起こると考えられるようになっており、治療も「経皮感作」や「経口免疫寛容」といった新しい知見が出てきている。

　アレルギー治療で大切なことは、皮膚テストや血液検査のみで食物アレルギーと決めつけずに、食物除去試験と再負荷テストを行いアレルゲンの確定をすることである。また、アレルギーが起こるかどうかは、アレルゲンの含有量が大切になる。ごく少量のアレルゲンを摂取しただけでアナフィラキシーを起こすような時には、アレルゲンである原因食物の完全除去が必要である。しかし、不完全除去で経過を見ていく場合は、可能な限りその制限を最小限に抑えることが必要である。そのためには、専門医による診察を受け定期的に経過を見ていくことが大切である。更に、新たな皮膚感作を防ぐために皮膚バリア機能を改善するスキンケアを行うことや皮膚をよい状態に保つことが大切となる。

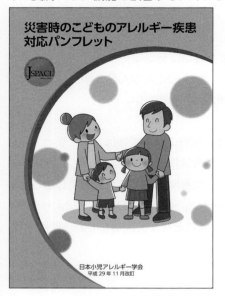

　昨今、地震や風水害など想定外の震災が日本中のどこでも起こる可能性があり、日頃から防災を意識した環境づくりや訓練、震災への備え等の対策を行っている。震災時、ライフラインが止まり、生活環境が悪化することは、特にその環境変化への対応が弱いアレルギー疾患の子供にとっては大変な状況となる。日本アレルギー学会が震災時の子どものアレルギー疾患対応パンフレットを作成しており、アレルギーのある子どもに関わる人に向けた配慮について記載されている。

倉橋俊至・梶原由紀子

引用文献

日本小児アレルギー学会：災害時のこどものアレルギー疾患対応パンフレット（2017）
https://www.mhlw.go.jp/content/10600000/000331775.pdf

特別支援の視点：てんかん

　特別支援学校では、一般の小中高よりもてんかんを有する児童生徒が多く、発作がコントロールしにくい難治性てんかんのケースもある。そのため、全職員が「てんかんに関する正しい知識」「服薬支援の方法」「発作時の救急処置」を習得する必要がある。

１．てんかんに関する知識

　以前は校内で大発作を目にすることがよくあったが、昨今では、発作がコントロールされている児童生徒が多く、校内で大きなてんかん発作に遭遇する機会が激減している。ほとんどの学級において、てんかんを有する児童生徒が在籍し、投薬治療をしているが、担任もその児童生徒の発作を見たことがないというのが現状である。しかし、思春期になりそれまで途絶えていた発作が再発したり、過去に全く発作がなかった児童生徒が初めて発作を起こしたりすることも経験する。そのため、特別支援学校の教職員すべてがてんかんの基礎知識やてんかん発作時の対応を知っておく必要があると考え、毎年校内の初任者研修では必ずてんかんについての講話を取り入れている。その際、発作のＤＶＤの視聴は非常に効果的である。

２．服薬支援について

　てんかんの治療は薬物療法が主となる。ほとんどの子どもたちは朝夕の服薬なので、学校で日常的に与薬に関わることは少ない。しかし、宿泊学習では、多くの教職員が与薬に関わるため、事故を防ぐために細心の注意が必要となる。

　与薬は医療行為とされているが、厚生労働省から平成17年に「医師法第17条、歯科医師法第17条及び保健師助産師看護師法第31条の解釈」という通知が出され、与薬に関しては、医師や看護師等の免許を有しない者でも条件付きで可能となった。しかし、学校での具体的な対応に関しては、明確な判断基準がなく、各学校が学校独自の判断を設けている。

①水での服用を推奨

　家庭では、水以外（これまでの経験では、野菜ジュース、カルピス、水あめ、ヨーグルト、アイス、蒸しパン、みそ汁など）を利用して服薬していることもある。しかし、災害時や宿泊学習等は、水以外は手に入りにくいと思われる。そのため、日常的な服薬に関しては、水での服薬を推奨している。宿泊学習の説明会が保護者の意識を変える機会となる。「うちの子は、無理です」と保護者がおっしゃる場合でも、丁寧に説明し、担任と一緒に工夫や練習をすることによって、「水での服用が可能」になることは何度も経験している。最初の宿泊学習が最も有効的なチャンスととらえる。高等部になってからそれまでの服薬習慣を変えるのは難しい場合がある。

②剤型の変更

　宿泊学習や災害時の薬を預かる場合には、1回ずつ分けていただき、常温保存を原則としている。その場合、液剤では、保護者が1回分ずつに分けることが煩雑であり、保存に関して心配である。さらに、小分けした容器から薬が漏れ出てしまうこともある。そのため、宿泊学習の説明会では「宿泊を機会に液剤を散剤や錠剤に変更してはいかがか」と提案している。小さい頃から安定して飲み続けてきた習慣なので、保護者からは「変更なんて考えてもみなかった」と言われ、変更した保護者から「もっと早く変更すればよかった」と感想をいただく。てんかんの服薬は長期にわたる。薬の剤型も年齢が上がるとともに見直すことも必要である。

３．坐薬挿入に関して

　2016（平成28）年2月29日、文部科学省初等中等教育局健康教育・食育課より「学校におけるてんかん発作時の坐薬挿入について」という通知があった。坐薬使用に関するガイドラインも教職員の研修制度もこれから整備されていくことになる。学校での坐薬挿入が認められるようになったからには、臀部の模型などを使っての研修の機会が求められている。

髙瀬初美

第 5 章
発達状況

本章の概要

　運動発達、言語発達、そして社会性の発達などの状況を提示する。運動発達は、粗大運動系と微細運動系に分けて記述したが、どちらも 2000 年以降の通過率が低下していた。言語発達についても同様で、1990 年までと 2000 年以降では通過率が異なっていた。社会性の発達（対人関係）については、ルールやがまんの項目以外、他の発達と同じく、2000 年以降の通過率減少が見られていた。子どもの育つ（養育等）環境が 2000 年以降大きく変化したことが考えられる。

1 粗大運動系

図 1) 階段の這い上り（1 歳児）

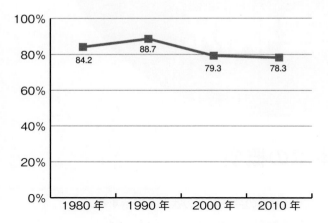

図 2) 両足ピョンピョン（2 歳児）

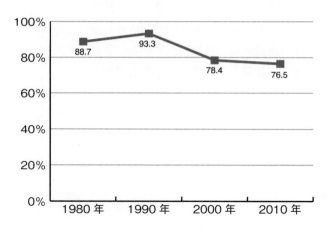

図 3) 立ちはばとび（5 〜 6 歳児）

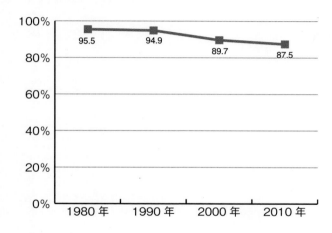

1 解説

(1) **階段の這い上り（1歳児）**

　「階段をひとりではいのぼることができますか」という質問に「はい」と回答した者の割合を図示した。1980年と1990年調査時においては、この割合は80％を大きく超えていたが、2000年と2010年では80％を切る状況となっていた。

(2) **両足ピョンピョン（2歳児）**

　「両足でピョンピョンとぶことができますか」という質問に「はい」と回答した者の割合を図示した。1980年と1990年調査時においては90％前後の高い割合を示していたが、2000年と2010年では80％を切る状況となっていた。

(3) **立ちはばとび（5〜6歳児）**

　「両足をそろえて立ちはばとびができますか（50cm以上）」という質問に「はい」と回答した者の割合を図示した。1980年と1990年調査時においては95％前後の高い割合を示していたが、2000年と2010年では90％を切る状況となっていた。

2 関連政策・施策

1966年：母子保健法の制定（1965年）に伴い、厚生省令により、それまでの母子手帳（1948〜年）が母子健康手帳へと変更された。母子健康手帳には、発達を記録する頁が含まれている。ちなみに母子手帳の前身は妊産婦手帳（1942年〜）である。

3 関連項目

《母子健康手帳》

　1977年の改正において、発育障害等の早期発見に役立つよう子どもの成長発育過程に沿って具体的な設問が設けられた。1987年の改正では、精神発達・運動発達、親子関係に関する質問が加えられた。

《定型発達》

　健常児のたどる発達過程のこと。

《マイルストーン》

　区切りの月年齢において定型発達児の多くができるようになる動作等の目安。健常児のたどる発達過程のこと。例としては、1歳児における「つたい歩き」。

《運動発達》

　運動発達に関する母子健康手帳の発達問診項目や乳幼児健診時の問診・視診項目は、大きく粗大運動と微細運動にわけられる。粗大運動とは、全身を使った動き（例．歩く、走る、跳ぶ等）であり、微細運動とは、手や指を使った細かな動き（例．つまむ、書く等）である。運動発達を見ることによって、定型ではない発達傾向（例えば発達障害等）をある程度予測することができる。

《発達性協調運動症／発達性協調運動障害》

　DSM-Ⅴ。神経発達症群の中に位置づけられている。不器用さや運動技能遂行の遅さ・不正確さによって明らかになるとされ、発達段階早期から始まるとされている。

松浦賢長

2 微細運動系

図1) コップからコップへ（1歳6カ月児）

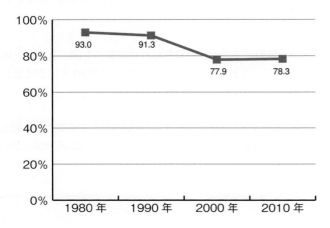

図2) ○を書く

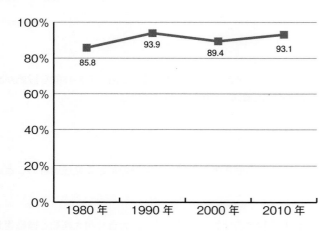

図3) 十字を書く

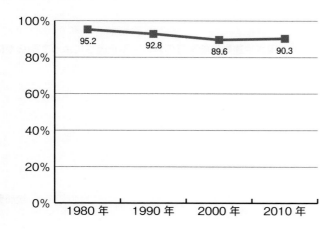

1 | 解説

(1) **コップからコップへ（1歳6カ月児）**

　「コップからコップへ水をうつすことができますか（少しくらいこぼしてもよい）」という質問に「はい」と回答した者の割合を図示した。1980年と1990年調査時においては90%を超える高い割合を示していたが、2000年と2010年では80%を切る状況となっていた。

(2) **丸（○）を書く（3歳児）**

　「クレヨンなどで丸（○）を書けますか」という質問に「はい」と回答した者の割合を図示した。1980年は85%と低い状況であったが、2010年には1990年と同様の93%となっている。

(3) **十字を書く（4歳児）**

　「お手本を見て十字（＋）が書けますか」という質問に「はい」と回答した者の割合を図示した。この割合は減少傾向にあり、1980年と1990年調査時においては90%を超えていたが、2000年と2010年では90%となっている。

2 | 関連政策・施策

1977年：1歳6カ月健診が始まる。法定健診である。母子保健法の第12条1項に「市町村は、次に掲げる者に対し、厚生労働省令の定めるところにより、健康診査を行わなければならない。」と記載され、その1号に「満一歳六カ月を超え満二歳に達しない幼児」と規定されている。3～4カ月健診（乳児健診）で微細運動を確認することは難しく、法定健診のうち微細運動発達が扱われるのは1歳6カ月健診からである（自治体によっては6～7カ月健診以降）。

3 | 関連項目

《母子健康手帳》

　微細運動は生後6～7カ月から確認可能であり、母子健康手帳にも保護者の記録に「からだのそばにあるおもちゃに手をのばしてつかみますか（はい・いいえ）」とある。

《積み木》

　1歳6カ月健診で積み木をつかんで積ませることが、しばしば行われている。微細運動確認の意味合いも含まれている。

《スマートフォン》

　2歳児の約5割がスマートフォンを使っているという調査結果（NPO法人 e-Lunch, 2014）がある。その前年の2013年には「母親がスマートフォンを使用している2歳児の2割超が、「ほとんど毎日」スマートフォンに接している」という調査結果（ベネッセ教育総合研究所, 2013）が出ていた。スマートフォンは人差し指だけで操作できるゆえに、精緻な微細運動を要求しない装置といえる。

《回旋動作》

　水道の蛇口やドアノブなど、以前は手指（腕）の回旋動作が必要とされたものが、現在はほとんど自動化・ワンタッチ化されている。親子が暮らす現代の生活環境が運動発達に及ぼしている影響は小児保健の研究対象となるだろう。

松浦賢長

3 言語系

図 1）2 語文を言う（2 歳児）

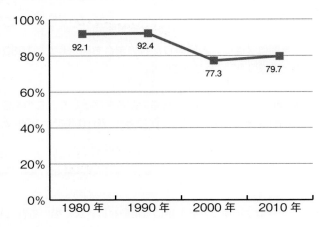

図 2）経験を話す（4 歳児）

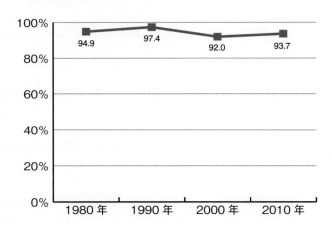

図 3）話の内容がわかる（5 〜 6 歳児）

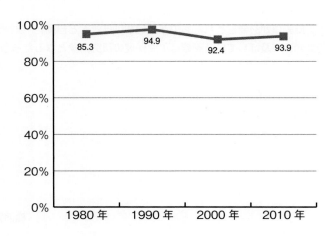

1 解説

(1) **2語文を言う（2歳児）**

「2語文（ワンワンきた、マンマちょうだい、など）を言いますか」という質問に「はい」と回答した者の割合を図示した。1980年と1990年調査時においては90%を超える高い割合を示していたが、2000年と2010年では80%を切る状況となっていた。

(2) **経験を話す（4歳児）**

「自分の経験したことをお母さんお父さんに話しますか」という質問に「はい」と回答した者の割合を図示した。1980年と1990年が若干高くなっているものの、いずれの調査年も90%を超えている。

(3) **話の内容がわかる（5〜6歳児）**

「お話を読んであげるとその内容がわかるようになりましたか」という質問に「はい」と回答した者の割合を図示した。この割合は増加傾向にあり、1980年では85%であったものが、それ以降は90%を超えるようになっている。

2 関連政策・施策

1961年：児童福祉法の改正により3歳児健診が法定化された。3歳児健診はその後、母子保健法（1965年〜）に引き継がれた。3歳児では言葉を用いたコミュニケーションが育つことから、3歳児健診では言語発達を確認することになる。

3 関連項目

《母子健康手帳》

1歳の頃の記録に「大人の言う簡単なことば（おいで、ちょうだいなど）がわかりますか」という項目がある。1歳6カ月の記録には「ママ、ブーブーなど意味のあることばをいくつか話しますか」とある。2歳の頃の記録には2語文が扱われ、「2語文（ワンワンキタ、マンマチョウダイ）などを言いますか」という項目がある。3歳では「自分の名前が言えますか」となる。

《理解語・表出語》

聞いて理解する言葉のことを理解語、話す言葉を表出語という。

《言語症／言語障害》

DSM-V。神経発達症群の中のコミュニケーション症群に位置づけられている。言葉の習得および使用における困難さである。限局性学習症、注意欠如・多動症、自閉スペクトラム症、発達性協調運動症などと強く関連している。

《言葉遊び》

言葉遊びは子どもたちが生活の中で交わすコミュニケーションの一つである。しりとりや、早口言葉、あるいは駄洒落など、大人も混じって遊ぶことができる。

《バイリンガル環境》

バイリンガル環境で育つ子どもの言語発達についてはまだ明らかになっていないことが多い。初期の言語発達が若干遅いという見解もある。

松浦賢長

4 対人関係 1

図 1) しがみつき

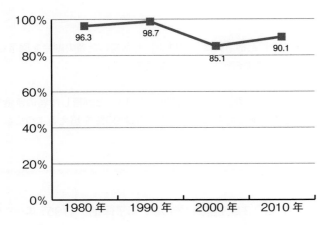

図 2) 同年齢との遊び

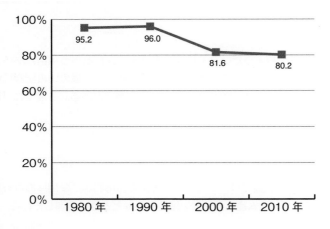

図 3) 自分でやりたがる

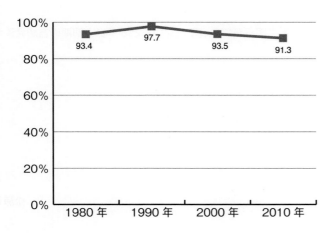

1 解説

(1) しがみつき（1歳6カ月児）

「何か怖いことがあると、お母さんなどなじみのある人にしがみつきますか」という質問に「はい」と回答した者の割合を図示した。1980年と1990年調査時においては95%を超える高い割合を示していたが、2000年には85%まで減少し、2010年に90%まで回復した。

(2) 同年齢の子どもと遊ぶ（2歳児）

「同じくらいの年齢の子どもたちと一緒にいて遊ぶことをよろこびますか」という質問に「はい」と回答した者の割合を図示した。1980年と1990年調査時においては95%を超える高い割合を示していたが、2000年と2010年には大きく低下し、80%を少し上回る程度となった。

(3) 自分でやりたがる（3歳児）

「何でも自分でやりたがることがありますか」という質問に「はい」と回答した者の割合を図示した。1990年が最も高く、97%であった。その他の年も高く、90%を超えている。

2 関連政策・施策

2014年：児童福祉法に基づき地域子育て支援拠点事業（厚生労働省）が実施されることとなった。基本事業の一つに「子育て親子の交流の場の提供と交流の促進」があり、子育てサークルへの支援が盛り込まれている。

3 関連項目

《自律》

「自律」は autonomy の和訳である。（何でも）自分で行うという意味が自律（autonomy）である。エリクソン（E.H. Erikson）は、その心理社会的発達モデルの2段階目にこのキーワードを用いた。児の年齢は、1歳半から3歳頃までである。このキーワード自律（autonomy）に対置されたのが恥（shame）である。これらは、自分で行うことができたときの感覚と、うまくいかなかったときの感覚であろう。エリクソンが後書きに書いているように、自律が望ましく、恥が悪いというわけでは決してない。この自律と恥の葛藤こそが大切であり、その先に人間としての力（virtue）、この場合は will（意志）、が得られるということをエリクソンは強調している[1]。

《友人関係》

少子化の影響もあり、友人関係は自然に発生しがたくなってきている。親子が集う場を作り出すことが行政には求められている。

《反応性アタッチメント（愛着）障害》

DSM-V。心的外傷およびストレス因関連障害群に位置づけられる。ちなみに、attachment（アタッチメント／愛着）とは、ベクトル（方向性）のある単語であり、基本的には、子どもから養育者に向かう行動を指す。例えば、養育者に対して自然で甘えるような笑顔の表出が一切ないという行動は、その障害とされる。

松浦賢長

引用文献

1) E.H. エリクソン：幼児期と社会I、II. みすず書房（1977）

5 対人関係 2

図 1) 指さして教える

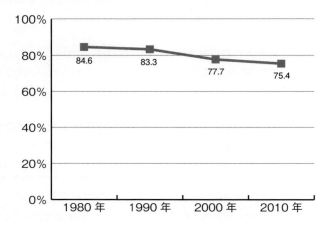

図 2) 知っているものを指さす

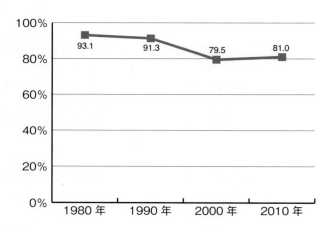

図 3) みたて遊び

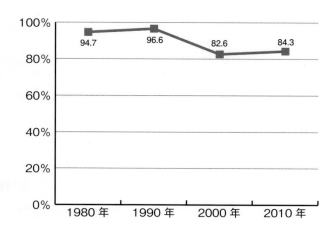

1　解説

⑴　**指さして教える（1歳児）**

　「犬や自動車などの知っているものを指さして教えることがありますか」という質問に「はい」と回答した者の割合を図示した。減少傾向にある。1980年と1990年調査時においては80%を超える割合を示していたが、2000年と2010年には70%台となった。

⑵　**知っているものを指さす（1歳6カ月児）**

　「絵本を見て「ワンワンはどれ」などと、知っているものを聞くとそれを指でさしますか」という質問に「はい」と回答した者の割合を図示した。減少傾向にある。1980年と1990年調査時においては90%を超える高い割合を示していたが、2000年と2010年には大きく低下し、80%前後となった。

⑶　**みたて遊び（2歳児）**

　「積み木で塔（とう）のようなものを作ったり、横に並べて電車などにみたてて遊びますか」という質問に「はい」と回答した者の割合を図示した。減少傾向にある。1980年と1990年調査時においては90%を超える割合を示していたが、2000年と2010年には80%台となった。

2　関連政策・施策

2005年：発達障害者支援法が施行された。第2条においてこの法律における「発達障害」が定義されている。それらは、自閉症、アスペルガー症候群その他の広汎性発達障害、学習障害、注意欠陥多動性障害などである。

2006年：「森林・林業基本計画」が閣議決定され、その中で木育という言葉が使われた。木育とは、木のおもちゃをはじめとして子どもが生きていく場に木を取り戻す取り組みである。ウッド・スタート事業を始める自治体や、木育広場を地域で展開する団体も出てきている。

3　関連項目

《M-CHAT》

　乳幼児期自閉症チェックリスト修正版のこと。23項目の設問からなっており、そのうちの共同注意に関連する設問等については、わかりやすいように巻末に図示されている。M-CHATに取り上げられている共同注意は、「興味の指さし」「視線の随従」「物を見せる」の3つである。下記は、「興味の指さし」の説明図である。

松浦賢長

6 対人関係 3

図 1) ごっこ遊び

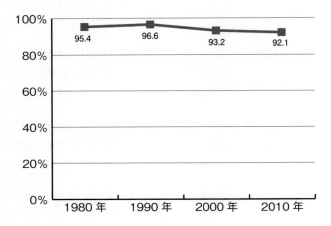

図 2) 交通ルールがわかる

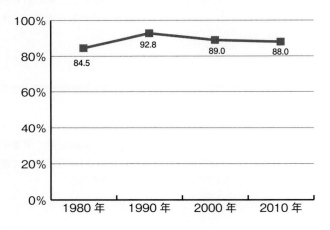

図 3) がまんできる

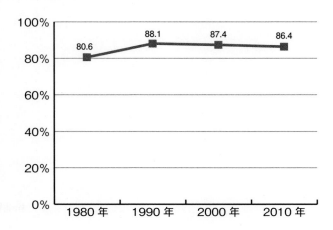

1 解説

(1) ごっこ遊び（3歳児）

「ままごと、怪獣ごっこなど、ごっこ遊びができますか」という質問に「はい」と回答した者の割合を図示した。若干減少傾向にあるが、90%台をいずれの年次も保っている。

(2) 交通ルールがわかる（4歳児）

「信号の色がわかり、交通安全のルールがわかるようになりましたか」という質問に「はい」と回答した者の割合を図示した。1980年が最も低く、85%を切っていたが、1990年に90%を超えた。2000年以降は、再び80%台に減少した。

(3) がまんできる（5〜6歳児）

「おもちゃやお菓子などをほしくてもがまんできるようになりましたか」という質問に「はい」と回答した者の割合を図示した。減少傾向にある。1980年は80%と低率であったが、その後は85%を超えるレベルを維持している。

2 関連政策・施策

2015年：「健やか親子21（第2次）」が始まった。重点課題1における指標に「子どもの社会性の発達過程を知っている親の割合」がある。

3 関連項目

《規範形成》

規範とは、社会成員の多くが望ましいと考えている行動のことである。子どもの規範形成は、親をはじめとした身近な大人の行動に影響を受ける。子どもは理性（論理演算力）や知性（選択判断力）が育っていないので、合理的な判断力を育てるよりも前に、望ましい行動を身体化することになる。身体化には、声かけや見本提示、練習などを何度も繰り返すことが必要となる。交通ルール等は事故に直結するので、子どもの視線や視界を確認しながら、実際に何度も練習しておきたい。

《ルールと遊び》

子どもは遊びを通じてルールというものを身につけていく。ルールはマナーとは異なるものであり、文化（行動様式）が共有されていない者同士のあいだに置かれる推奨行動基準である。推奨行動基準に外れた場合には、罰（ペナルティ）が発生する。

《社会性》

Societyには対応する日本語がなく、「社会」と訳されることになった。社会とは、見知らぬ者同士が生きていく場のことであり、社会性はその場を生きていくための能力のことである。村社会ではそれほど必要とされなかった能力であった。近代化を受け、社会性は都市部でとくに求められる能力となったが、いずれにしても「身体」が介在する能力ではあった。しかしながら現代はインターネットの普及により、「身体」が介在しない社会が広ってきている。新しい時代に求められる社会性とその育成はどのようなものであるのか、今後の研究課題となるだろう。

松浦賢長

発達障害と乳幼児健診（１）

　発達障害は、感情、注意、思考といった内面的な能力障害をきたすため周囲に気づかれにくく、社会への適応困難から、その能力を発揮する場や機会を失うことで社会的な損失へとつながる可能性がある。2005(平成 17) 年 4 月の発達障害者支援法の施行により、各都道府県および市町村は発達障害を早期に発見し、成人期以降に続く一貫した支援を行うこととなった。

自閉性スペクトラム障害（ASD）について

　乳児期後期の健診で ASD が疑われる場合がある。視線が合わない、親のよびかけや語りかけに反応しない、また睡眠障害などの様子があれば経過観察を行ったり、2 次健診につなげたりする必要性がある。ASD の一部の子どもたちは姿勢が悪かったり、腹ばいをしなかったりするなどの特徴もある。

　1 歳 6 カ月健診で最も多い主訴は言語発達の遅れである。運動発達が遅れるとともに言語の発達が遅れている場合は、知的障害の可能性が高い。しかし、運動発達の遅れがなく、歩行は可能にもかかわらず、まだ発語のない場合は ASD や学習障害の可能性が疑われる。また、すでに出ていた言語の消失 (退行) が認められることがあり、このような場合も ASD が疑われるため、2 次健診につないで経過観察をする必要がある。離乳の遅れはこの時期に認められるこだわり行動の 1 つの可能性がある。睡眠障害は様々なパターンがあるが、児だけでなく育てている親にとっても大変つらいものである。睡眠障害は入眠障害、中途覚醒、早朝覚醒などに分類されるが、これらの症状は発達障害、特に ASD の症状の 1 つとして認められることが多い。

　CHAT(Check-list for Autism in Toddlers)「よちよち歩きの自閉症チェックリスト」は使いやすいので、大まかなめやすとして参考になる。CHAT で陽性ケースはほぼ間違いなく自閉症であるが、陰性ケースの中に後に自閉症と診断されるケースが少なくない。そこで、精度を上げるよう作成されたのが、 Modified Checklist for Autism in Toddlers（M-CHAT）である。23 項目から成る親記入式の質問紙で、現在、日本語訳を含め、世界中で使用されている。

　2 ～ 3 歳頃に年齢相応の落ち着きがないときは発達障害の可能性がある。また、この時期は強い偏食があったり、食欲不振がみられ困ったりすることがある。反対に過食になり肥満が始まるのも、この時期である。

　頭を床に打ちつけ、自分の手を噛んで傷をつけるなどの自傷行為がみられることがあり、自傷行為は自分の気持ちが通らないときなどや癲癇の症状として出現する。

　3 歳児健診における ASD の症状をあげると次のようになる。

  ・目線を合わせようとしない
  ・言葉が話せない、もしくは言葉の発達に遅れがある
  ・共感性が乏しい
  ・人とかかわることができない、または積極的にかかわり過ぎるなど、人との距離感がつかめない
  ・同年代の子どもと遊ばない、興味を示さない
  ・話しかけた言葉をそのままくり返すことがある (オウム返し)
  ・他人にバイバイと手を振られると、自分のほうに手のひらを向けて手を振り返す (逆転バイバイ)
  ・他人の手を使って何かをさせようとしたり、意思表示をしたりする (クレーン現象)
  ・特定の物に執着がある

　こういった症状が認められ、ASD が疑われたとしても 1 次健診で ASD の告知をしないほうがよい場合がほとんどである。親はわが子に ASD の可能性があるなどとは考えてもいないことなので、突然に診断をされると、ASD を受け入れることができなくなり、それ以降の経過観察が困難になることが多い。

加藤則子

発達障害と乳幼児健診（2）

さらに高機能の ASD の子どもたちは言語能力が発達しているので、次のような症状が認められる。

・周りの人が困惑するようなことも、配慮しないで言ってしまう

・状況に応じた行動の変化、調整が苦手である

・他の人が、特に説明されることがなくても従えている暗黙のルール (常識) がわからない

・含みのある言葉や嫌みを言われてもわからず、言葉通りに受け止めてしまうことがある

・いろいろなことを話すが、その時の場面や相手の感情や立場を理解しない

・動作やジェスチャーが不器用で、ぎこちないことがある

・とても得意なことがある一方で、極端に不得手なものがある

・ある行動や考えに強くこだわることによって、簡単な日常の活動ができなくなることがある

・自分なりの独特な日課や手順があり、変更や変化を極端に嫌がる

注意欠如・多動性障害（ADHD）について

　乳児期後期では、よく泣き、なだめることがとても難しく、歩き出す頃には過剰な運動がみられる。また、フラフラになるほど眠りたくても眠ろうとしなかったり、食事を時間にあわせて規則正しく食べたりするリズムがなかなか確立しないこともある。このような症状が認められるときは 2 次健診にて経過観察をするとよい。

　1 歳 6 カ月健診〜 3 歳児健診で様々な症状が観察される。落ち着きがなく、じっとしていられない。言うことが聞けず、破壊的な遊びを好むこともある。我慢ができないために、ときにかんしゃくを起こすこともある。また、言葉の軽い遅れがあったり、排泄の自立が遅れたりすることがある。とにかくじっとしていることができず、座っていても常に体のどこかを動かしている。注意が散漫で、興味の対象が目まぐるしく変わる。話しかけても話を注意して聞いてくれない、そのために言語発達の遅れがみられることが多い。このような症状がみられるときは ADHD の可能性があるが、年齢相応の多動であることもあるので、十分な観察が必要である、基本的に ADHD は就学後に診断することになるので、2 次健診などでゆっくりと経過観察をして専門医につなぐことが大切である。

　学習障害の診断は小学校に入学するまで診断がつかないことが多い。読字障害のあるとき、1 歳 6 カ月健診や 3 歳児健診で、言語発達の遅れが指摘されることが多い。この場合は知的障害との鑑別、特に 5 歳児健診 (就学前健診) での鑑別が大切になる。読字障害は知的な遅れがなくても学習が困難になる場合がきわめて多く、診断がつかないで高学年まで放置されると、学習を拒否し、不登校になる例も多く認められる。3 歳児健診や 5 歳児健診で言語の遅れが認められたときは、読字障害の可能性も念頭において 2 次健診につなげる必要性がある。

　5 歳児健診において発達障害を疑う場合、保護者の支援体制が必要である。どういうところがどれくらい標準や平均と違うかをていねいに説明する。保護者に違いを納得してもらえれば、定型的な発達検査を実施して、より詳細に現状の立ち位置の確認をすることができる。特に、WISC 検査は分析的に発達のプロフィールを明らかにすることができるので、就学支援の基礎資料として好んで実施されている。全体の中でどのような立ち位置にあるかを知ることは、どのような支援が必要かを考えるうえで大切である。立ち位置が確認され必要な支援が明確になると、保護者にとって最も関心が高いのが就学相談なので、ここにつながりやすくなる。

　発達障害への支援として多いのが、親子を対象に開催される育児教室である。これは、ほとんど主体的な参加が原則となる。そのため、問題を認知できない、あるいは障害受容ができなければ、教室に参加できず療育のチャンスを逃す可能性がある。一方で、療育支援を希望しても、受療までの待機時間が長くなれば、日々の養育困難から、虐待へとつながる可能性もあるので、支援環境を十分に整える必要がある。

加藤則子

第 6 章
食生活

本章の概要

　食事は、子どもの心とからだの健全な発育・発達に大きく影響し、将来の味覚や食嗜好の基盤となる。また、食生活の営みにより人間関係が構築され、豊かな心も育まれる。そこで、この時期の食生活については、生涯にわたる健康の維持・増進という長期的な視点からの栄養管理が必要であり、子どもたちには適切な食事を好ましい環境のもとに提供することが極めて重要である。

　本章では、1980（昭和 55）年から 2010（平成 22）年までに 10 年毎に実施された幼児健康度調査の結果から、食生活を通じた子育て支援に寄与する知見を得て、さらに目指すべき支援の方向性を提示することを目的に、子どもの食生活の経年変化や近年の状況を紹介している。

　その結果、朝食の摂取状況と就寝時刻の間に関連があること、おやつの与え方に配慮が必要なこと、食事の心配事の内容、さらに食事の心配事の有無と育児の自信、子育て困難感の有無の間に関連があることなどが示された。これらの結果から、食事の心配事の解決には、偏食、少食などの個々の問題に向き合うこととともに、「早寝、早起き、朝ごはん」といった生活リズムを整える必要があると考える。すなわち生活リズムが整うことで、食事の心配事が解消され、それが育児の自信につながり、子育て困難感も減少すると思われる。なお、子どもが幼いうちは、保護者の生活リズムや食事内容が子どもに大きく影響することから、親子を一つの単位として支援することが重要である。

　子育てが楽しく、自信をもって行える保護者が一人でも増えるように、本章の結果を保健指導や栄養指導、学術研究に活用されることを切に望む。

1 朝食のとり方

図 1) 幼児健康度調査：第 1 ～ 4 回　朝食を毎日とる者の割合（年齢別）の推移

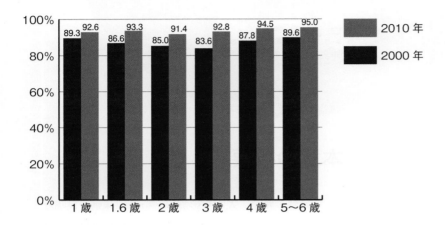

図 2) 朝食摂取と就寝時刻の関連グラフ

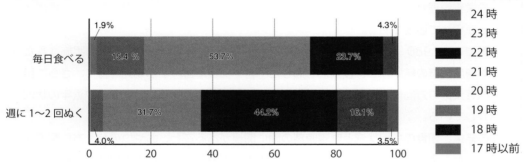

図 3) 保護者の朝食習慣別　朝食を必ず食べる子どもの割合

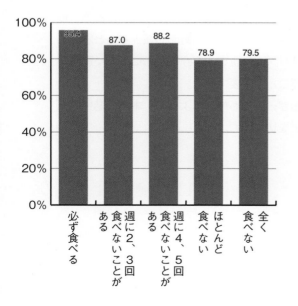

図 4) 朝食の共食状況別　朝食を必ず食べる子どもの割合

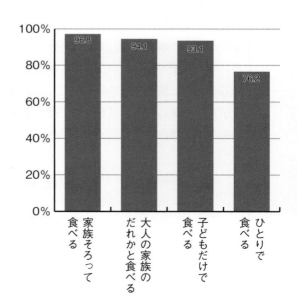

1 解説

(1) 朝食のとり方

「朝食のとり方はどうですか」という質問に「毎日とる」と回答した者の割合を図示した。朝食を「毎日食べる」子どもは、2000 年から 2010 年に、1 歳 89.3％→92.6％、1.6 歳 86.6％→93.3％、2 歳 85.0％→91.4％、3 歳 83.6％→92.8％、4 歳 87.8％→94.5％、5〜6 歳 89.6％→95.0％とそれぞれ増加した。これは、食育の一環として取り組まれている「早寝・早起き・朝ごはん」運動の効果が現れたことが一因であると推察される。

(2) 朝食摂取と就寝時刻の関連

朝食を「毎日食べる」と「週に 1、2 回ぬく」と回答した者の就寝時刻を図示した。朝食を「毎日とる」子どもは、就寝時刻が「20 時台以前」は 17.5％、「21 時台」は 53.7％、「22 時以降」は 28.8％であり、22 時までに約 7 割が就寝していた。一方、朝食を「週 1、2 回ぬく」子どもは、就寝時刻が「20 時台以前」は 4.5％、「21 時台」は 31.7％、「22 時以降」は 63.8％で、22 時までに就寝していたのは約 3 割と大変少なく、就寝時刻が遅い群で、朝食の摂取割合が低かった。

朝食を「毎日とる」と就寝時刻の間には、統計的に有意な関連が示された（χ^2 検定：$p < 0.001$）。

(3) 保護者の朝食習慣別 朝食を必ず食べる子どもの割合

平成 27 年度乳幼児栄養調査結果の概要[1] から、保護者の朝食習慣別に朝食を必ず食べる子どもの割合を図示した。保護者が朝食を「ほとんど食べない」「全く食べない」と回答した場合は、朝食を必ず食べる子どもの割合がそれぞれ 78.9％、79.5％と 8 割を下回っていた。

この結果から、乳幼児期の子どもの食生活は、保護者の食生活に大きく影響されることが明らかになった。そこで、食生活支援は乳幼児と保護者を別々に行うのではなく、「家族」単位で行う必要があると考える。

(4) 朝食の共食状況別 朝食を必ず食べる子どもの割合

平成 27 年度乳幼児栄養調査結果の概要[1] から、朝食の共食状況別に朝食を必ず食べる子どもの割合を図示した。朝食の共食別にみると、朝食を「家族そろって食べる」では、96.8％と最も高く、「ひとりで食べる」では 76.2％と約 20％も減少した。

2 関連項目

《乳幼児栄養調査》

目的は、全国の乳幼児の栄養方法及び食事の状況等の実態を把握し、授乳・離乳の支援、乳幼児の食生活改善のための基礎資料を得ること（昭和 60 年度以降、10 年ごとに実施）である。対象は、国民生活基礎調査に無作為に設定された単位区内の世帯の世帯員で、対象年齢（該当年 5 月 31 日現在）は、昭和 60 年度、平成 7 年度、平成 17 年度は 4 歳未満児、平成 27 年度は 6 歳未満児である。方法は、調査員が被調査世帯を訪問し、子どもの母親（もしくは、子どもの食事に関わっている養育者）に調査票の記入を依頼し、後日調査員が回収する。系統：厚生労働省 - 都道府県・保健所設置市・特別区 - 保健所 - 調査員 - 世帯である。得られた結果は、子どもの健全な生活習慣・食習慣確立、およびそのための保護者支援などに役立てられる。

堤ちはる

引用文献

1）厚生労働省 雇用均等・児童家庭局母子保健課：平成 27 年度乳幼児栄養調査結果の概要、2016 年 8 月。

2 おやつの与え方

図 1) おやつの与え方 (1 歳児)

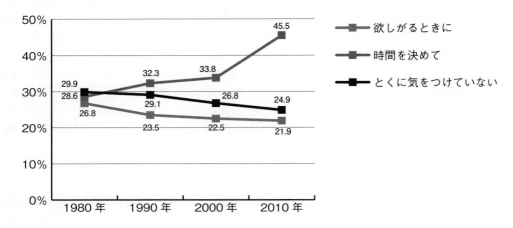

図 2) おやつの与え方 (3 歳児)

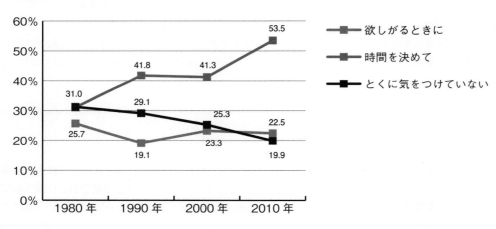

図 3) おやつの与え方 (5 〜 6 歳児)

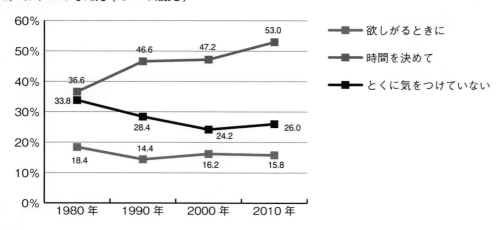

1 解説

　「おやつの与え方をどのようにしていますか」という質問に「とくに気をつけていない」「時間を決めて」「欲しがるときに」と回答した1歳児の保護者の割合をそれぞれ左の図表に示した。1980年、1990年、2000年、2010年の経年変化をみると、「特に気をつけていない」は、1歳児29.9%→29.1%→26.8%→24.9%、3歳児31.2%→29.1%→25.3%→19.9%と減少傾向にあるものの、子どもにおやつを与えるときに「特に気をつけていない」保護者が4～5人に1人いることは好ましい状況ではない。また、5～6歳児は33.8%→28.4%→24.2%→26.0%と1990年から変化が少なく、3歳に比べておやつへの配慮が少なくなっていることも好ましい状況とは言い難い。

　「時間を決めて」与えるについて、経年変化は1歳児28.6%→32.3%→33.8%→45.5%、3歳児31.0%→41.8%→41.3%→53.5%と2000年から2010年にかけて、大きく増加したことは好ましい傾向である。

　「欲しがるときに」与えるについて、経年変化は1歳児26.8%→23.5%→22.5%→21.9%、3歳児25.7%→19.1%→23.3%→22.5%、5～6歳児18.4%→14.4%→16.2%→15.8%であった。3歳以降に「時間を決めて」が増加し、「欲しがるときに」は減少するのは、幼稚園や保育所などで集団生活をする子どもの増加であると推察される。

2 関連項目

《おやつ（間食）について》

(1) おやつの役割と必要性

①栄養面での役割

　　幼児は体が小さいわりに、多くのエネルギーや栄養素を必要とする。しかし、消化器官の機能が発達過程にあり未熟であり、また、胃の内容量が小さいために必要量を3回の食事で満たすことが困難である。そこで、おやつを食事の補いと捉え、エネルギーや栄養素の補給を行う。さらに、幼児は成人に比べ、体の構成成分として水分の割合が高いことから、水分の補給にも留意した内容とする。

②精神面での役割

　　3回の食事とは異なる食品、調理、色彩、盛り付けなどで気分転換ができ、食べることの楽しみを感じることもできる。また、活発な幼児の休息のひとときにもなる。

③食の関心を高め、食育の場としての役割

　　おやつの楽しみから、食に対する興味や関心を高めることができる。また、食べる前の手洗い、「いただきます」の挨拶、食事のマナーや食後の口腔衛生などの基本的な食習慣を、無理なく自然な形で身につける機会となる。

(2) おやつの適量と回数

　おやつの適量は、一日の推定エネルギー必要量の1～2歳児は10～15%（100～150kcal）となる。また、3～5歳児は15～20%（200～260kcal）となる[1]。保育所などでは、これらを1～2歳児は2回に分けて、3～5歳児は1回与えることが多い。

(3) おやつに望ましい材料と組み合わせ

　穀類、いも類、豆類、野菜、果物、牛乳やヨーグルトなどの乳製品、小魚類など、速やかにエネルギーとして利用される食品や、3回の食事で摂取する機会の少ない食品が適している。市販の菓子類を利用する場合には、原材料表示を確かめ、脂質の少ない薄味のもの、食品添加物の使用がなるべく少ないものを確かめて選ぶようにする。

堤ちはる

引用文献

1) 堤ちはる、土井正子編著：間食の意義とその実践、「子育て・子育ちを支援する　子どもの食と栄養」、第5版、萌文書林、東京、138－143、2016年2月.

3 食生活

表1)「食」における各年齢の発達状況

月齢	発達状況	2000年実数（ケース合計）	2000年（%）	2010年実数（ケース合計）	2010年（%）
12〜17カ月	1日3回の食事のリズムがついたか（2000年は「食事を3回喜んで食べるか」）	1,233（1398）	88.2	922（1,028）	89.7
18〜23カ月	食事やおやつの時間はだいたい決まっているか	調査なし	調査なし	904（1,074）	84.2
2歳	肉や繊維のある野菜を食べるか	769（1,022）	75.2	587（792）	74.1
3歳	よく噛んで食べる習慣があるか	678（867）	78.2	450（623）	72.2
4歳	食べ物の好き嫌いがあるか	調査なし	調査なし	459（649）	70.7
5〜6歳	食事やおやつの時間は決まっているか	1,001（1,324）	75.6	734（931）	78.8

図1）子どもの食事で特に気をつけていること

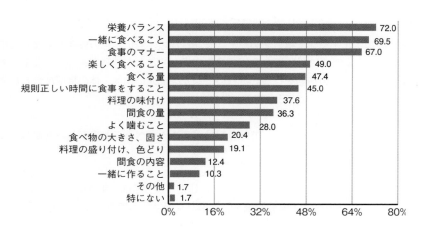

図2）社会経済的要因と主要食物の摂取頻度　魚（上）／野菜（下）

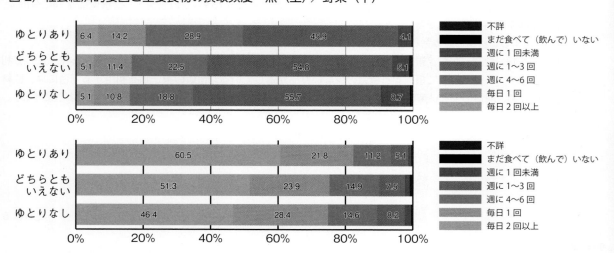

図 3）社会経済的要因と主要食物の摂取頻度　菓子（菓子パン含む）（上）／インスタントラーメンやカップ麺（下）

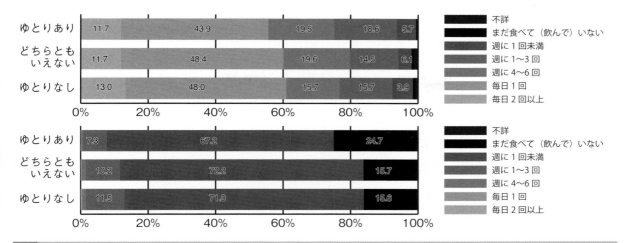

1　解説

(1)　「食」における各年齢の発達状況

　　「食」における各年齢の発達状況を表示した。12 〜 17 カ月児についての「1日3回の食事のリズムがついたか」は 2000 年の 88.2％から 2010 年は 89.7％に微増した。2010 年の「食事やおやつの時間はだいたい決まっているか」は、18 〜 23 カ月児は 84.2％、5〜6 歳は 78.8％であった。

　　2歳の「肉や繊維のある野菜を食べるか」は、2000 年の 75.2％に比べ、2010 年は 74.1％と微減した。3歳の「よく噛んで食べる習慣があるか」は、2000 年の 78.2％が 2010 年は 72.2％と減少した。この結果を、食事の心配事（次頁）の「よく噛まない」の3歳の割合が 6.7％と考え合わせると、約 20％の保護者は、「よく噛んで食べる習慣はないが、よく噛まない、と問題にするほどではない」と思っている、あるいは、咀嚼に関して、あまり関心がない人たちではないかと思われる。

　　2010 年の4歳児で「食べ物の好き嫌いがある」のは 70.7％と多いが、食事の心配事（次頁）で「好き嫌いが多い」としたのは 24.8％と少なかった。これは4歳頃になると、いろいろな物を食べる経験も多くなり、食わず嫌いの食べ物が少なくなるからではないかと推察される。しかし、嫌いな食べ物が固定化しないように、引き続き、周囲の大人と楽しい雰囲気の中で、いろいろな食べ物を味わう体験を数多く積ませることが重要である。

(2)　子どもの食事で特に気をつけていること

　　子どもの食事で特に気をつけていることを図示した。「栄養バランス」72.0％、「一緒に食べること」69.5％、「食事のマナー」67.0％の順に多かった。子どもの食事で特に気をつけていることは「特にない」と回答した者の割合は 1.7％であり、ほとんどの保護者は子どもの食事について、何らかのことを気をつけていた。

(3)　社会経済的要因と主要食物の摂取頻度

　　社会経済的要因と主要食物の摂取頻度を図示した。主要食物の摂取頻度は、経済的な暮らし向きにおいて、有意差がみられた項目が多かった。具体的には、魚、大豆・大豆製品、野菜、果物は、経済的な暮らし向きが「ゆとりあり」で摂取頻度が高い傾向がみられ、菓子（菓子パン含む）、インスタントラーメンやカップ麺は、経済的な暮らし向きが「ゆとりなし」で摂取頻度が高い傾向がみられた。

2　関連項目

《咀嚼の発達への配慮》

　　1歳から1歳6カ月頃に離乳は完了し、幼児食へ移行する。しかし、咀嚼力は発達過程にあることから、1歳児は食材のかたさや食感の違うものを複数一緒に食べることは容易ではない（例：いなりずしのご飯と油揚げ、サンドイッチのきゅうりとパンなど）。卵料理で1歳児は中に入れる具が同じ柔らかさでないと口から出したり、丸呑みをしてしまうことが多い。しかし、2歳児ではかに玉あんかけのように、きくらげやたけのこが入っていても咀嚼可能になる。そこで、食べにくい（処理しにくい）食品については調理を工夫するなど、乳歯の萌出時期と咀嚼機能を考慮した食事の提供が必要である[1]。

堤ちはる

引用文献
1）堤ちはる：乳幼児栄養の基本と栄養指導、小児科臨床、62 巻 12 号、2571 − 2583、2009.

4 食事の心配事

表 1) 食事の心配事の有無の年齢による変化

| | 児の年齢区分 | | | | | | | | | | | | 合計 | |
	1歳		1.6歳		2歳		3歳		4歳		5〜6歳			
ある	501	48.7	585	54.5	416	52.5	353	56.7	322	49.6	382	41.0	2559	50.2
とくにない	520	50.6	484	45.1	372	47.0	265	42.5	324	49.9	542	58.2	2507	49.2
不明	7	0.7	5	0.5	4	0.5	5	0.8	3	0.5	7	0.8	31	0.6
合計	1028	100.0	1074.	100.0	792	100.0	623	100.0	649	100.0	931	100.0	5097	100.0

幼児健康度に関する継続的比較研究、平成22年度厚生労働科学研究費補助金
成育疾患克服等次世代育成基盤研究事業（平成23年3月）、研究代表者衛藤隆より作成

図 1) 食事の心配事と育児の自信の関係

食事について

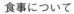

図 2) 食事の心配事と子育ての困難感の関係

食事について

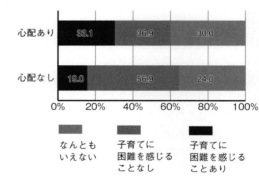

表 2) 食事の心配事の経年変化

	1980年	1990年	2000年	2010年
小食である	17.9	15.9	13.1	10.3
食べすぎる	—	—	—	4.5
むら食い	—	—	16.7	21.0
好き嫌いが多い	14.0	16.2	16.7	18.6
落ち着いて食べない	27.1	26.5	29.4	23.7
よく噛まない	—	—	—	9.6
その他	2.4	4.3	4.3	4.8
不明	0.2	0.7	0.6	0.8
とくにない	53.4	50.9	44.1	49.2

表 3) 食事の心配事の年齢による変化

| | 児の年齢区分 | | | | | | | | | | | | 合計 | |
	1歳		1.6歳		2歳		3歳		4歳		5〜6歳			
小食である	94	9.1%	103	9.6%	77	9.7%	77	12.4%	75	11.6%	97	10.4%	523	10.3%
食べ過ぎる	75	7.3%	63	5.9%	37	4.7%	20	3.2%	16	2.5%	20	2.1%	231	4.5%
むら食い	198	19.3	268	25.0%	229	28.9%	147	23.6%	106	16.3%	120	12.9%	1,068	21.0%
好き嫌いが多い	85	8.3%	182	16.9%	171	21.6%	177	28.4%	161	24.8%	170	18.3%	946	18.6%
落ち着いて食べない	263	25.6%	311	29.0%	227	28.7%	174	27.9%	111	17.1%	121	13.0%	1,207	23.7%
よく噛まない	150	14.6%	162	15.1%	76	9.6%	42	6.7%	30	4.6%	28	3.0%	488	9.6%
その他	60	5.8%	45	4.2%	27	3.4%	33	5.3%	32	4.9%	46	4.9%	243	4.8%
不明	10	1.0%	6	0.6%	4	0.5%	6	1.0%	4	0.6%	12	1.3%	42	0.8%
ケース合計	1,028	100%	1,074	100%	792	100%	623	100%	649	100%	931	100%	5,097	100%

(1) **食事の心配事の有無の年齢による変化**

食事についての心配事の有無の年齢による変化を表 1 に示した。心配事があるのは、1 歳児 48.7%、1 歳 6 カ月児 54.5%、2 歳児 52.5%、3 歳児 56.7%、4 歳児 49.6%、5 歳児 41.0%と年齢にかかわらず、約半数にみられた。

(2) **食事の心配事と育児の自信の関係及び食事の心配事と子育ての困難感の関係**

食事の心配事と育児の自信の関係を図 1 に、食事の心配事と子育ての困難感の関係を図 2 に図示した。「食事の心配事あり」では、「育児に自信がもてないことがあり」は 30.3%であったが、「食事の心配事がなし」では、その割合は約 5 割に減少し、15.6%であった。また、「食事の心配事があり」では、「子育ての困難感があり」は 33.1%であったが、「食事の心配事がなし」では、その割合は約 6 割に減少し、19.0%であった。食事の心配事の有無と育児の自信の有無、子育ての困難感の有無との間には、統計的に有意な関連が示された（χ 2 検定：p < 0.001）。

(3) **食事の心配事の経年変化及び食事の心配事の年齢による変化**

食事の心配事の内容の経年変化を表 2 に、食事の心配事の年齢による変化を表 3 に示した。経年変化では、1980 年から 2010 年までいずれの年も第 1 位は「落ち着いて食べない」であり、27.1%→ 26.5%→ 29.4%→ 23.7%と推移していた。しかし、この訴えを年齢別にみると 1 歳児 25.6%、1 歳 6 カ月児 29.0%、2 歳児 28.7%、3 歳児 27.9%であったものが、4 歳児になると 17.1%、5 〜 6 歳児では 13.0%と年齢が高くなると減少し、かなり落ち着いてくる。

「好き嫌いが多い」悩みの 1980 年から 2010 年の経年変化は、14.0%→ 16.2%→ 16.7%→ 18.6%と推移していた。好き嫌いの悩みを年齢別にみると、1 歳児 8.3%、1 歳 6 カ月児 16.9%、2 歳児 21.6%、3 歳児 28.4%、4 歳児 24.8%、5 〜 6 歳児 18.3%と、3 歳で最大になり、以降は減少していた。子どもの好き嫌いは「新奇性恐怖」[1] に由来することに配慮する。

少食は年齢に関わりなく、9 〜 11% にみられた。また、今回より新たに加えられた項目である「食べすぎる」は、1 歳児 7.3%、1 歳 6 カ月児 5.9%、2 歳児 4.7%、3 歳児 3.2%、4 歳児 2.5%、5 〜 6 歳児 2.1%と年齢が進むとともに減少傾向にあった。どの年齢でも「食べ過ぎる」よりも「少食である」ことを心配する保護者が多かった。

「よく噛まない」は、1 歳児 14.6%、1 歳 6 カ月児 15.1%、2 歳児 9.6%、3 歳児 6.7%、4 歳児 4.6%、5 〜 6 歳児で 3.0%と、こちらも年齢が進むととともに割合が減少していた。低年齢で「よく噛まない」が多いのは、乳歯の萌出状況に合わせた食べ物を与えていないために、"よく噛めない"状況を「よく噛まない」と判断している可能性も推察される。

《新奇性恐怖》

人間は雑食性の動物で、様々なものを食べるために、食べても害のない物を選択しないと生命が脅かされることもある。この危険を避けるために、初めて見る食べ物に対しては、まず恐怖心をもち、警戒する行動様式が備わっている。これを「新奇性恐怖」[1] という。子どもも新しい食物を食べるときに恐怖心から "食わず嫌い" になることがある。そのとき、一緒に食卓を囲む人が「ああ、おいしい」と食物に向き合うことで恐怖心が薄らぐことが多い。

ともに、心の状態の安定にとっても大切である。子どもたちが心身ともに健康に成長するためには、早寝早起きの規則正しい生活リズムを確立し、24 時間のサーカディアンリズムを形成すること、そのための睡眠環境を提供できるようにすることが小児保健や保育にかかわる者の使命とも言える。

堤ちはる

引用文献

1）外山紀子：共食（共に食べること）の勧め、チャイルドヘルス、12 巻 1 号、34 − 35、2009.

Column

母乳育児の状況

　先進国においても、母乳哺育や乳汁栄養に母乳を与えることには人工乳に比べ多くの利点があり、しばしば量依存性である。とくに感染症については多くのエビデンスがある。例えば、4 カ月以上の完全母乳栄養では下気道感染症、3 カ月以上では中耳炎のリスクが減少する。また、完全母乳栄養ではなくとも何らかの母乳が与えられていれば胃腸炎のリスクが低い。その他、母乳栄養児ではリンパ性白血病や骨髄性白血病、1 型および 2 型糖尿病、小児期の炎症性腸疾患、肥満症、乳幼児突然死症候群（SIDS）のリスクが低いなどその効果は多彩である。発達面では、人種や両親の学歴、経済状態などを調整しても母乳栄養児のほうが人工栄養児に比べて優れており、早産児ではより顕著である。早産児は生後しばらくのあいだ直母が困難であるが、搾母乳あるいは母乳バンクによる pooled human milk であっても人工乳に比べて新生児壊死性腸炎のリスクが低い[1][2]。

　2010 年の乳幼児身体発育調査では、生後 1 カ月、3 カ月ともに母乳育児率は 50％を越えていた。さらに、混合栄養も含めるとともに約 90％の児が母乳を与えられていたことになる。このデータは過去の調査と比較しても明らかに増加している[3]。また、より早期に授乳を開始することは母乳哺育率を向上させるだけではなく、予後にもよい影響をもたらす。出生後の授乳開始が 2 ～ 23 時間遅れると、生後 28 日以内に亡くなるリスクが 40％増加し、24 時間以上遅れるとそのリスクは 80％に増えるとの報告がある[4]。ユニセフと WHO は、1990 年より毎年 8 月 1 ～ 7 日を世界母乳育児週間と定めており、世界 170 カ国以上で母乳育児の促進と乳児の栄養改善を目指した取り組みが行われている。

　前述したようにわが国では母乳育児率が増加しているが、その背景には分娩施設における母乳育児支援（早期授乳、母子同室、児の要求に応じた授乳）が関連しているものと思われる。しかしながら、分娩施設で分娩前あるいは分娩後の母乳育児指導を受けた母親はそれぞれ約 60％、約 70％であり、今後母乳哺育率を向上させていくにはさらなる母乳育児支援の徹底が必要である。

　早期母子接触や母子同室は、母乳育児を推進していくうえで重要な役割を示すことから、わが国でも普及している。しかし、早期母子接触や母子同室中に新生児が急変し不幸な経過をたどった例が報告されている。わが国の産科医療補償制度において公表された重症脳性麻痺 793 件のうち、生後 5 分までに新生児蘇生処置が実施されず、生後 5 分以内のアプガースコアが 7 点以上であり、かつ生後 5 分までに新生児蘇生処置の必要性が指摘されなかった事例は 188 件（23.7％）であった。さらに 188 件のなかで、明確な原因を特定できなかったのは 103 件（54.8％）であった[5]。これはわが国特有の問題ではなく、海外でも同様の事例が報告されている。海外の検討では、原因が明らかでない新生児の予期せぬ急変（sudden unexpected postnatal collapse; SUPC）の発生頻度は新生児 10 万人あたり1.3 ～ 133 人で、発症時期の内訳は、1/3 が生後 2 時間、1/3 が生後 2 ～ 24 時間、残り 1/3 が生後1 ～ 7 日以内であるという[6]。したがって、早期母子接触や母子同室にあたっては新生児の安全を担保するためにいくつかの指針や留意点[5][7][8]に沿って実施することが肝要である。

板橋家頭夫

1) Executive review. Breastfeeding and the use of human milk. Pediatrics. 2012; 129:e600–e603.
2) Policy statement. Breastfeeding and the use of human milk. Pediatrics. 2012; 129:e827–e841
3) 平成 22 年乳幼児身体発育調査 https://www.mhlw.go.jp/toukei/list/73-22.html
4) https://www.unicef.or.jp/news/2016/0180.html
5) 第 6 回産科医療補償制度再発防止に関する報告書 http://www.sanka-hp.jcqhc.or.jp/documents/prevention/
6) Pejovic NJ, et al. Unexpected collapse of healthy newborn infants: risk factors, supervision and hypothermia treatment. Acta Paediatr. 2013; 102:680-988.
7) 日本周産期・新生児医学会：早期母子接触の留意点. https://www.jspnm.com/sbsv13_8.pdf
8) Feldman-Winter L, et al. Safe sleep and skin-to*skin care in the neonatal period for healthy terem newborns. Pediatrics. 2016; 138:e1-e10.

これからの乳幼児の
食生活支援で心がけたいこと

　乳幼児期は空腹時に泣いたり、喃語（なんご）を発したりすることにより、母乳やミルク、離乳食を要求し、それに応えてもらう体験の繰り返しを通じて自分は愛されていると感じ、人を信じる心が生まれ、保護者や保育者との間に強力な心の絆が生まれます。これが基本的信頼関係の構築、愛着形成に発展していきます。乳幼児期以降も心と体が発育・発達していくなかで、その「愛されている」という思いを食に関わるさまざまな体験により感じながら過ごすうちに、自分を大切にする思いが芽生え、それが他者を思いやる心を養うきっかけとなります。食事の提供により食欲が満たされるという生命維持の根幹の関わりを通して、人間的な心の通ったやりとりが形成されるのです。

　このやりとりから得られるものは、大人になってはじめて気づくことも多くあります。それは子ども時代の食の経験、例えば、小学校の遠足のお弁当に保護者が入れた厚焼き玉子のおいしさや、それを作っていた保護者の姿、お弁当箱を渡されながら「気をつけてね」と声をかけてもらったことなどを思い出すとき、自分がどれだけ愛されて育てられたのかを再確認でき、心がじんわりと温かくなるのではないでしょうか。

　大人になり、自分の置かれている状況に不満をもち、自暴自棄になりかけても、子ども時代の食の思い出が自尊感情を取り戻す契機となることもあると思います。このことをぜひ、子育ての支援者は、子育てに追われて余裕のない世代の保護者に話していただければと思っています。

　忙しいと食事のとき、保護者は「早く食べなさい」「こぼさないで」などと子どもをせかしたり、叱ったりする言葉かけが多くなりやすく、食事が楽しい時間でなくなることがあります。そのような方に「今、あなたが思い出したような『心あたたまる光景』ではなくて『殺伐とした光景』が思い出されてしまっては、自尊感情を取り戻す契機にはならないでしょう。週末など時間に余裕のあるときには、お子さんとゆったり向き合って食事を楽しんで」と伝えることも重要ではないかと考えています。

　また、乳幼児の保護者からは、食べさせて良いもの、食事の量、偏食など様々な質問が寄せられます。質問内容はそれぞれ異なりますが、近年は全体的に「良い」「悪い」の判断を急ぎすぎたり、分量などの数字にとらわれすぎたりして、食を楽しむ余裕に欠けているような印象を受けます。保護者の体格や個性、食欲も様々なように子どもも一人一人異なります。さらに同じ子どもでも日によって体調や気分も変わります。育児書やインターネットなどからの情報を機械的に子どもにあてはめていては、食を楽しみ、おいしく味わうことは難しいでしょう。

　そこで、子育ての支援者は結論を急がず、一人一人の子どもや保護者としっかり向き合うプロセスを大切にして、具体的かつ丁寧に食の悩みや不安に応えていくことが求められていると考えています。

堤ちはる

第 7 章
子どもの生活

本章の概要

　この 30 年間の社会の変化の中で、子どもたちを取り巻く環境が大きく変わった。その影響を受け、子どもたちの生活も様変わりした。起床・就寝・睡眠などの生活リズム、テレビ・ビデオ視聴などの電子メディアへの接触、遊びや習い事、生活習慣の自立やしつけなどについて、現状・変遷そして今後の課題について、幼児健康度調査結果をもとに明らかにする。

1	起床時間・就寝時間
2	昼寝
3	テレビ・ビデオ視聴とテレビ育児
4	遊び相手
5	遊び場所・遊びの内容
6	習い事
7	生活習慣の自立
8	排泄のしつけ
9	夜尿
10	歯みがきの習慣

1 起床時間・就寝時間

図1）幼児健康度調査：第1〜4回　6時台以前に起きる者の割合（年齢別）の推移

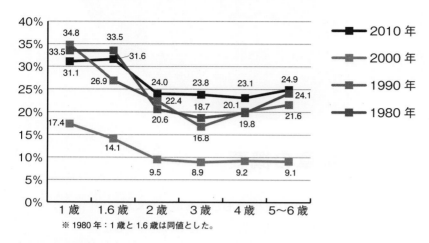

※ 1980年：1歳と 1.6 歳は同値とした。

図2）幼児健康度調査：第1〜4回　10時以降に寝る者の割合（年齢別）の推移

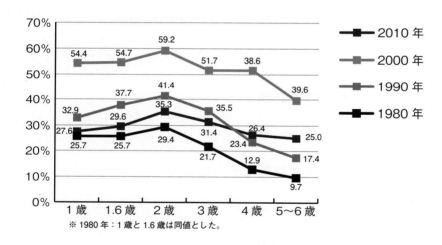

※ 1980年：1歳と 1.6 歳は同値とした。

図3）幼児健康度調査：第3回・第4回　睡眠時間（年齢別）の比較

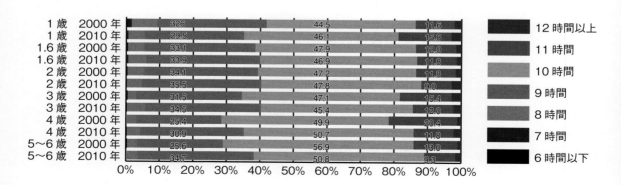

1 解説

(1) 起床時刻

朝7時以前に起床する者の割合を、年齢別に左の図表に示したが、いずれの年齢においても、1980年と1990年にかけてはあまり変化がみられないのに対し、1990年から2000年にかけて、大きく値が減少していた。さらに、2000年から2010年にかけては値の増加が認められた。すなわち、最近の10年で早起きをする者の割合が多くなる傾向がみられた。

(2) 就寝時刻

夜10時以降に就寝する児の割合の年次推移を左の図表に示したが、1980年、1990年、2000年、2010年の順に比べると、1歳6カ月児で25.7% → 37.7% → 54.7% → 29.6%、2歳児29.4% → 41.4% → 59.2% → 35.3%、3歳児21.7% → 35.5 → 51.7% → 31.4%、4歳児12.9% → 23.4% → 38.6% → 26.4%、5〜6歳児9.7% → 17.4% → 39.6% → 25.0% と2000年までは年々増加がみられたが、2010年には一転して減少傾向が認められた。

(3) 睡眠時間

就寝から起床までの夜間の睡眠時間について、年齢別に2000年と2010年を比較した結果を図に示した。1歳では、9時間以下の割合が減少し、10時間以上の割合が増加している。一方、1.6歳以上では9時間以下の割合が増加していた。

(1) および (2) に示したように、2000年から2010年にかけて、朝6時以前に起床する者の割合は増加し、夜10時以降に寝る者の割合は減少しており、この10年で幼児全般において夜型傾向に歯止めがかかり、早寝早起きになったと考えられる。一方、夜間の睡眠時間については、1歳では10時間以上の割合が増加していたが、1.6歳以上では10時間以上の割合の減少が認められた。

2 関連政策・施策

2005年：食育基本法制定。その取り組みの一環として「早寝早起き朝ごはん」国民運動[1] なども展開された。

3 関連項目

幼児の起床・就寝・睡眠に関するデータから、1980年から2000年にかけて夜型化が進行していたものの、2000年から2010年にかけてはそれに歯止めがかかり、良好な変化が認められた。他の継続的な調査[2] においても同様の変化が報告されている。これには、2000年までの夜型化の現状を受けて、母子保健や保育現場において子どもの睡眠や生活リズムの見直しが行われたこと[3] に加え、上記の食育基本法や「早寝早起き朝ごはん」運動による全国的な啓発活動の効果によるところが大きい。しかしながら、米国国立衛生研究所・国立心肺血液研究所では、幼児期は11〜12時間の睡眠をとることを推奨[4] しており、また、諸外国と比較しても幼児の睡眠に関してはまだ改善の余地があることも現実である[5]。

乳幼児期に十分に睡眠をとることは、脳神経系の発達、さらには細胞の修復や免疫機能の獲得にとって必要であるとともに、心の状態の安定にとっても大切である。子どもたちが心身ともに健康に成長するためには、早寝早起きの規則正しい生活リズムを確立し、24時間のサーカディアンリズムを形成すること、そのための睡眠環境を提供できるようにすることが小児保健や保育にかかわる者の使命ともいえる。

近藤洋子

引用文献
1) 文部科学省 「早寝早起き朝ごはん」国民運動の推進について https://www.mext.go.jp/a_menu/shougai/asagohan/index.htm
2) ベネッセ教育総合研究所、第5回幼児の生活アンケート（2016年）https://berd.benesse.jp/up_images/research/YOJI_all_P01_65.pdf
3) 日本小児保健協会学校保健委員会、子どもの睡眠に関する提言 https://www.jschild.or.jp/com/011112.html
4) NIH,National Heart, Lung and Blood Institute, "How Much Sleep Is Enough?" https://www.nhlbi.nih.gov/health/health-topics/topics/sdd/howmuch
5) 神山潤：日本の乳幼児の睡眠状況 - 国際比較調査の結果から -, 小児保健研究 ,68(2):219-223,2009.

2 昼寝

図1) 幼児健康度調査：第1〜4回　昼寝時間（1歳）の推移

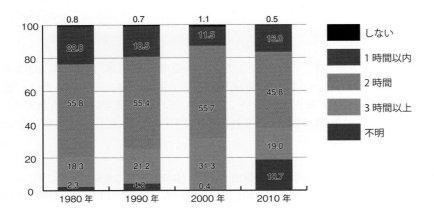

図2) 幼児健康度調査：第1〜4回　昼寝時間（3歳）の推移

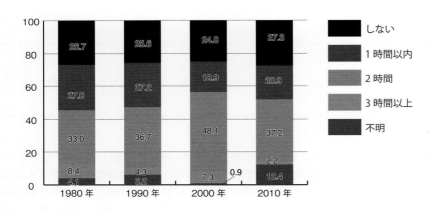

図3) 幼児健康度調査：第1〜4回　昼寝時間（5〜6歳）の推移

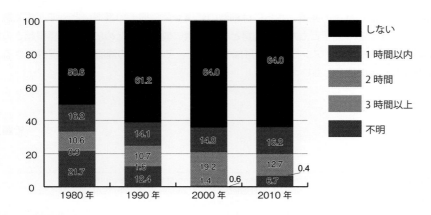

図 4） 昼間のおもな保育先別の平均昼寝時間

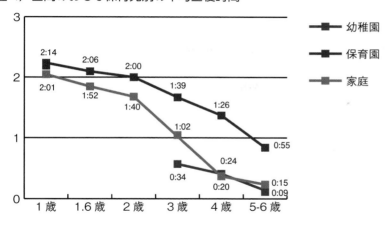

⑴ 昼寝時間（1 歳）

　2010 年値では、1 歳では殆どが昼寝をしており、2 時間が 45.8% と最も多く、次いで 3 時間以上 19.0%、1 時間以内が 16.0% となっている。経年変化をみると、1980 年、1990 年、2000 年、2010 年の順に、1 時間以内が 22.8% → 18.5% → 11.7% → 16.0% と 1980 年以来割合が減少しており、特に 2000 年に著しく減少している。2 時間程度のものは 55.8% → 55.4% → 55.9% → 45.8%

であり、2010 年に減少が認められている。3 時間以上の割合は、18.3% → 21.2% → 31.5% → 19.0% と、2000 年が特に多く、3 割以上に達している。

⑵ 昼寝時間（3 歳）

　2010 年において 3 歳では、最も多いのは 2 時間で 37.2%、次いで昼寝をしないものが 27.3% であり、1 時間以内が 20.9% となっている。1980 年から 10 年毎の値を比較すると、昼寝をしないものの割合はどの年も 3 割弱であまり変化は認められないが、1 時間以内が 1980 年、1990 年、2000 年、2010 年の順に、27.8% → 27.2% → 19.0% → 20.9% と年を追って減少しているのに対して、2 時間の割合が 33.0% → 36.7% → 48.2% → 37.2% と増加傾向であり、特に 2000 年の増加が著しい。

⑶ 昼寝時間（5 ～ 6 歳）

　5 ～ 6 歳では、64.0% は昼寝をしないと回答し、1 時間以内 16.2%、2 時間 12.7%、3 時間以上は 0.4% となっている。年次変化をみると 1980 年、1990 年、2000 年、2010 年の順に、昼寝をしないものの割合は 50.6% → 61.2% → 64.0% → 64.0% と増加している一方で、1 時間以内は 16.2% → 14.1% → 14.8% → 16.2% と変化がなく、2 時間は 10.6% → 10.7% → 19.2% → 12.7% であり、特に 2000 年の割合が多いことが特徴である。

⑷ 昼寝時間（保育先別）

　昼間の主な保育先を家庭、保育所、幼稚園に分けて平均の昼寝時間を左の図表に示した。2 歳以下では家庭と保育所の比較になるが、保育所の昼寝時間は家庭に比べて 13 分から 20 分長い。3 歳では保育所、家庭、幼稚園の順に昼寝時間が長く、4 歳以上でも保育所が最も長く、幼稚園の場合と 1 時間ほどの開きが認められている。

2 関連項目

　⑴ ～ ⑶ に示したように、年齢が上がるにつれ、昼寝をしないものの割合が多くなり、5 ～ 6 歳の 3 分の 2 は昼寝をしていないという現状である。また、1980 年からの経年変化をみると、2000 年において昼寝の長時間化傾向が認められた。「7-1 起床時間・就寝時間」において述べたように、2000 年まで続いた幼児の生活リズムの夜型化が昼寝時間にも影響したと考えられる。2010 年にかけて幼児の生活リズムの改善が図られたことにより、昼寝時間も長時間化に歯止めがかかった経緯を読み取ることができる。

　幼児期の昼寝は、午前中の身体活動等の疲れをとる休息の意味でも必要であり、特に低年齢児や長時間保育の場合は生理学的に重要である。睡眠・覚醒リズムの発達の観点からも、乳児期、幼児期から学童期にかけて睡眠パターンが二相性から単相性に変化する過程の中で、個々の子どもたちの健康状態や保育環境に応じて、昼寝の有無やその時間について判断すべきである。ただし、長時間の昼寝は就寝時刻や夜間の睡眠に影響を与えるため望ましくないと考えられる。⑷ で示したように保育所の場合は昼寝時間が長くなる傾向があるため、家庭と連携をとりながら、それぞれの子どもに適した生活リズムを整える中で昼寝時間も調整する必要がある。

近藤洋子

3 テレビ・ビデオ視聴とテレビ育児

図1) 幼児健康度調査：第2〜4回　テレビ・ビデオ視聴　1日3時間以上の割合（年齢別）の推移

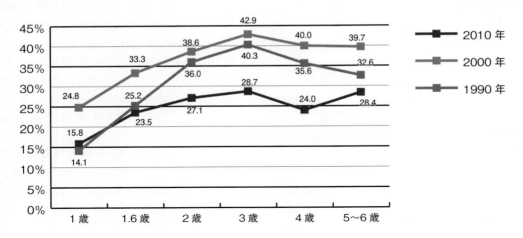

図2) 幼児健康度調査：第3回・第4回　忙しいなどの理由で子どもにビデオ・テレビをよく見せている者の割合

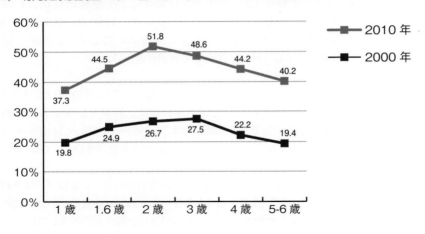

図3) 幼児健康度調査：第3回・第4回　テレビ・ゲームで遊ぶ者の比較

テレビ・ゲーム等で遊ぶ
（遊んでいる＋時々遊んでいるの合計）

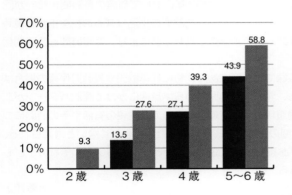

テレビ・ゲーム等1時間以上
（遊んでいる＋時々遊んでいるを100%とした場合）

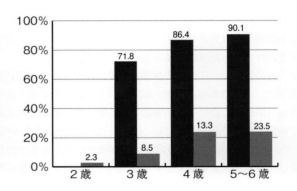

1 解説

(1) テレビ・ビデオ視聴

　1日に3時間以上テレビ・ビデオを視聴する者の割合は、2010年の調査では、1歳15.8%から3歳の28.7%へと順次増加し、4歳で24.0%、5〜6歳は28.4%と4歳でやや低下が認められた。3歳をピークとしてその後4歳以上で視聴割合が低下するという年齢別の推移傾向は、どの調査年でも同様であった。一方、調査年によって比較をしてみると、どの年齢においても1990年から2000年にかけて割合が増加し、2000年から2010年にかけて大きく減少が認められた。

(2) 忙しいなどの理由で子どもにビデオ・テレビをよく見せる割合

　2010年調査では、1歳の37.3%、1.6歳44.5%、2歳51.8%と割合が増加し、3歳48.6%、4歳44.2%、5〜6歳40.2%と年長になると減少が認められている。2〜3歳では約半数の家庭でテレビ・ビデオを子どもだけで視聴させていることがよくあるという現状である。2000年の結果と比較すると、どの年齢でもその割合が2倍近く増加していることがわかる。

(3) テレビ・ゲームの利用

　2000年から2010年にかけて、「遊んでいる」と「時々遊んでいる」を合わせた割合は、3歳13.5%→27.6%、4歳27.1%→39.3%、5〜6歳43.5%→58.8%とどの年齢も増加していた。設問の違いによる影響もあると考えられるが、テレビ・ゲーム（あるいはゲーム機）の利用率は増えていることがわかった。一方、利用者の中で1時間以上利用している割合は、2000年と2010年を比較すると、3歳71.8%→8.5%、4歳86.4%→13.3%、5〜6歳90.1%→23.5%であり、どの年齢においても2010年にかけて顕著な減少が認められた。

2 関連政策・施策

2004年：日本小児科医会「子どもとメディア」の問題に対する提言[1]
2013年：日本小児科医会「スマホに子守をさせないで」[2]

3 関連項目

　テレビ・ビデオ視聴の長時間視聴や電子メディアへの長時間接触の発育・発達への悪影響については、2000年以降に小児保健や教育分野で取りあげられるようになり[3)-7)]、2004年には日本小児科医会から「子どもとメディア」の問題に対する提言[1]が公表され、関連学会等においても全国的な啓蒙活動が展開された。その成果もあり、テレビ・ビデオやテレビ・ゲームの長時間利用割合については減少が認められた。

　一方、子どもだけでビデオやテレビを見せる割合は増加しており、また、長時間ではないものの、テレビ・ゲームやゲーム機の利用が進んでいるという結果をふまえると、子どもたちが電子メディアに接触する機会が増加しているという時代的な背景を考慮する必要がある。

　近年課題とされているスマートフォンによるいわゆる「スマホ育児」についても様々な議論が交わされているが、ビデオやテレビあるいはスマホに接触する時間が長くなることで、子育ての基本である対人的な関わりが減少しないように配慮することが重要である[2]。また、少しの間子どもの興味をひくことで養育者の負担を軽減することができるのであれば、養育者の心の安定にとってメリットになるというとらえ方もある。子育てにおけるIT機器利用のあり方（メディア・リテラシー）については、警告や禁止だけではなく、発育・発達への影響に関するエビデンスをふまえた上で、その利便性も鑑みながら、子育て支援の視点から指導のあり方について考えなければいけない時代になったと言えよう。

近藤洋子

引用文献
1) 日本小児科医会「子どもとメディア」の問題に対する提言　https://www.jpa-web.org/dcms_media/other/ktmedia_teigenzenbun.pdf
2) 日本小児科医会「スマホに子守をさせないで」　https://www.jpa-web.org/dcms_media/other/smh_leaflet.pdf
3) 土谷みち子、「子どもとメディア‐乳幼児早期からのテレビ・ビデオ接触の問題点と臨床的保育活動の有効性」、「国立女性教育会館研究紀要」、5、2001、pp.35-46
4) 片岡直樹、「新しいタイプの言葉遅れの子どもたち—長時間のテレビ・ビデオ視聴の影響」、「日本小児科学会誌」、106、2002、pp.1535-1539
5) 子どもとメディア研究会、『子どもとメディアの"新しい関係"を求めて』、子どもとメディア研究会、2003
6) 清川輝基、『人間になれない子どもたち』、枻出版社、2003
7) 瀧井宏臣、『こどもたちのライフハザード』、岩波書店、2004

4 遊び相手

図 1) 幼児健康度調査：第 2 〜 4 回　同じくらいの年齢の子と接する機会（1 歳）の推移

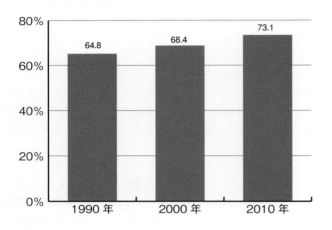

図 2) 幼児健康度調査：第 2 〜 4 回　いつも遊ぶ友だちがいる者の割合（年齢別）の推移

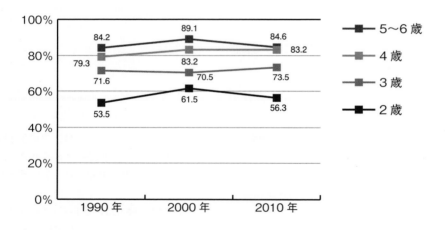

図 3) 幼児健康度調査：第 2 〜 4 回　いつも遊ぶ友だちの数の割合の推移

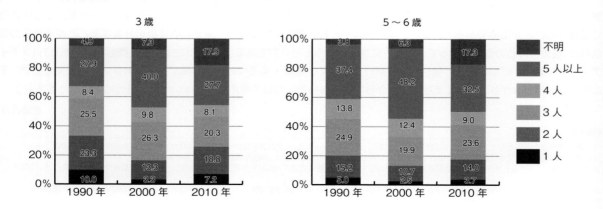

1 解説

(1) 同年齢の子どもと接触する機会（1歳）

　1歳児全体で、同年齢の子どもと接する機会がある割合は2010年では73.1%であった。1990年の64.8%から2000年68.4%と年を追って増加している。しかしながら、接する機会がない（15.7%）とどちらともいえない（10.7%）を合わせると、約4分の1は同年齢の子どもと接する機会がないということになる。

(2) いつも遊ぶ友だち（2歳以上）

　「いつも遊ぶ友だちがいる」とした割合を年齢別に比較したところ、2010年では2歳56.3%、3歳73.5%、4歳83.2%、5〜6歳84.6%であった。年齢が上がるにつれて友だちがいるとした割合が多くなっている。年齢が高くなるとともに、活動範囲が広がり、保育所や幼稚園での集団生活が始まるために、友だちも多くなっていくものと考えられる。反対に「いつも遊ぶ友だちがいない」は2歳24.7%、3歳21.2%、4歳9.7%、5〜6歳8.3%であり、1歳児の結果もふまえると、1〜3歳では同年齢の子どもと接する機会がなく、日中の時間を養育者と子どもだけで過ごすものが2〜3割程度いることが推測される。なお、「いつも遊ぶ友だち」の有無に関しては、1990年からの経年的な変化はあまりみられなかった。

(3) 友だちの数（2歳以上）

　いつも遊ぶ友だちの数については、3歳と5〜6歳について、1990年から2010年までの調査結果を比較した。2010年の結果では、5人以上と回答した割合が、3歳では27.7%、5〜6歳では32.5%であり、一方、2人以下としたものは、3歳26%、5〜6歳17.7%であり、年齢が上がるにつれて友だち数は増加している。一方、経年変化をみると、1990年から2000年にかけて5人以上の割合が増加し、2人以下の割合が減少したが、その後2010年にかけて5人以上の割合が減少、2人以下の割合が増加している傾向が認められた。

2 関連政策・施策

　2007（平成19）年：地域子育て支援拠点事業 [1)]

3 関連項目

　幼児期の遊びは、さまざまな側面の発達を促す。特に多くの友だちと遊ぶことは、遊びの広がりとともに、多様な価値観に接する機会となり、協調性、共感性を育み社会性を獲得するために重要である。幼児健康度調査の結果からは、1〜3歳の低年齢の時期では、いつも遊ぶ友だちがいないものは2〜3割であり、この10年で遊び友だちの数が減少している傾向が認められた。また、ベネッセ教育総合研究所による首都圏の幼児を対象とした調査 [2)] において、「平日、幼稚園・保育園以外で一緒に遊ぶ相手」を友だちとしたものの割合が、1995年56.1%から2015年27.3%とこの20年で半減しているという報告もある。幼児期に友だちと遊ぶ機会が減少していることは、子どもたちの社会性の発達の観点からも憂慮すべき点であると考えられる。

　さらに、子どもに同年齢の友だちがいないということは、養育者の孤立が背景にあることが推測できる。少子化や核家族化、あるいは地域における子育て機能の低下が進む中で、子育ての孤立を防ぎ、育児に関する不安や悩みを相談できる場の提供するために、「地域子育て支援拠点事業」 [1)] が平成19年度から実施されている。ここでの子育て支援事業に親子参加を促すことは、子どもに遊びを提供するだけでなく、養育者が子育ての不安や悩みを解決できるピアサポートの機会を提供することにもなる。

近藤洋子

引用文献

1) 厚生労働省　地域子育て支援拠点事業　https://www.mhlw.go.jp/stf/seisakunitsuite/bunya/kodomo/kodomo_kosodate/kosodate/
2) ベネッセ教育総合研究所、第5回幼児の生活アンケート（2016年）　https://berd.benesse.jp/up_images/research/YOJI_all_P01_65.pdf

5 遊び場所・遊びの内容

図 1) 幼児健康度調査：第 1 ～ 4 回　安心して遊べる場所がある者の割合（年齢別）の推移

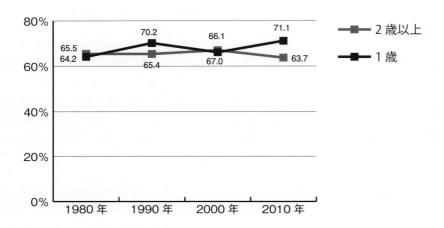

図 2) 幼児健康度調査：第 2 ～ 4 回　いつも遊ぶ場所（2 歳以上）の推移（複数回答）

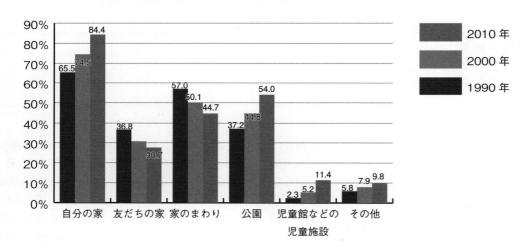

図 3) 幼児健康度調査：第 2 ～ 4 回　遊びの内容（2 歳以上）の推移（複数回答）

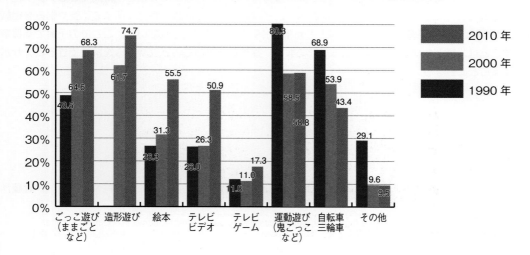

1 解説

(1) 安心して遊べる場所

「お宅の近くにお子さんが安心して遊べる場所がありますか」に対して、「ある」としたものの割合は、2010年調査では1歳児71.1%、2歳以上63.7%であった。1歳児については約7割が、2歳以上では3分の2が、近所に安心して遊べる場所があるとしていた。

(2) いつも遊ぶ場所

2歳以上を対象とした質問である「お子さんがいつも遊ぶ場所はどこですか」で最も多かったのは、自分の家84.4%であり、次いで公園54.0%、家のまわり44.7%、友だちの家27.6%であった。自分の家で遊ぶものの割合は1990年の65.5%から2000年74.5%と増加し、20年後には8割以上が自宅で遊ぶようになっている。公園や児童館などの児童施設も利用割合の増加が認められた。一方、友だちの家は、1990年の36.8%から2000年30.7%、2010年には27.6%と減少していた。家のまわりで遊ぶものは、1990年には57.0%と自分の家に次いで多かったが、2010年には44.7%へと低下が認められた。

(3) 遊びの内容

遊びの内容は、2010年においては、多い順に、造形遊び74.7%、ごっこ遊び68.3%、運動遊び58.8%、絵本・読書55.5%、テレビ・ビデオ50.9%であった。経年的に比較をすると、運動遊びや自転車・三輪車が減少する一方、ごっこ遊び、造形遊び、絵本・読書、テレビ・ビデオが増加していた。すなわち、外遊びや身体活動の機会が減り、室内での静的な遊びが多くなっていることがわかる。

2 関連政策・施策

2012（平成24）年：文部科学省　幼児期運動指針 [1]

3 関連項目

子どもの発育・発達のためには遊びは重要である。特に幼児期は、前項で触れたように、遊びを通して社会性を養うとともに、この時期に十分な身体活動を行うことで、体力や運動能力が発達し、心身ともに健康にすごすことができる。さらに、幼児期に身に付いた運動習慣や心身の健康は、その後の学童期・思春期・青年期そして成人期と生涯の健康にも影響する。近年、子どもたちの体力や運動能力の低下が指摘されており、生活習慣予防の観点からも憂慮されている。文部科学省は2012年に幼児期運動指針を策定し、幼児期には身体を動かす遊びを「毎日、合計60分以上」行うことが望ましいとしている。子どもたちに外遊びや動的な遊びが減少していることをふまえると、安全な遊び場の確保とともに、身体活動の機会を提供できるよう、保育所・幼稚園、家庭、そして地域社会が相互に協力しながら、対策を講じることが求められる。

近藤洋子

引用文献

1) 文部科学省　幼児期運動指針
https://www.mext.go.jp/a_menu/sports/undousisin/1319771.htm

6 習い事

図1) 幼児健康度調査：第1～4回　習い事の実施率（年齢別）の推移

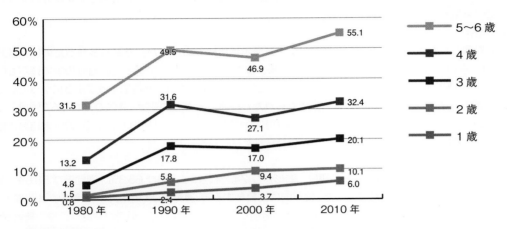

図2) 幼児健康度調査：第2～4回　習い事の内容（2歳以上）の推移

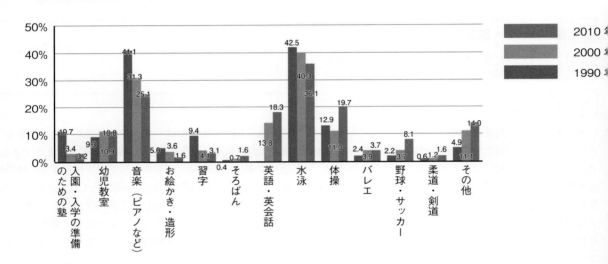

図3) 幼児健康度調査：第2～4回　音楽・ピアノ

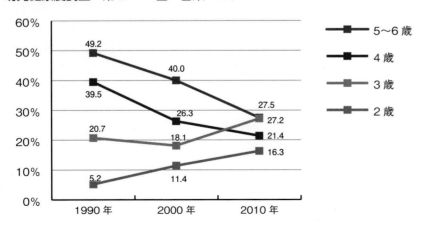

図4）幼児健康度調査：第2～4回　水泳

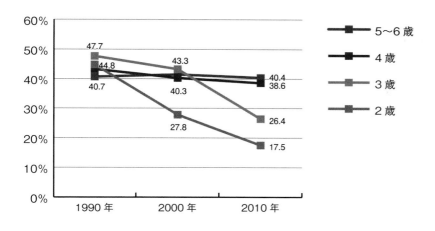

1　解説

(1)　習い事の実施率

　習い事の実施率は、年齢が上がるとともに実施率が高くなり、2010年では5～6歳の55.1%が何らかの習い事を実施していた。経年変化をみると、3歳以上は、1980年から1990年にかけて実施率が大きく増加し、その後1990年から2000年にかけてやや減少がみられたが、2010年にかけて再び上昇していた。1歳と2歳は年を追って増加が認められている。

(2)　習い事の内容

　2歳以上について、習い事をしていると回答したものの中で、実施している習い事の内容をみると、2010年で最も多いのは水泳36.1%であり、次いで音楽・ピアノ25.1%、体操19.7%、英語・英会話18.3%となっている。1990年からの20年の変化をみると、体操、英語・英会話、幼児教室、野球・サッカーが増加しており、水泳、音楽・ピアノ、習字、塾（お勉強・入学準備）、お絵かき・造形が減少している。

(3)　音楽・ピアノと水泳の実施率の推移

　習い事の内容については、年齢や調査年次によって違いがみられている。音楽・ピアノについては、1990年には5～6歳の49.2%、4歳の39.5%が実施していたが、2010年にはそれぞれ27.5%、21.4%に減少していた。これに対して、2歳では1990年5.2%から2010年16.3%へと3倍に増加、3歳では20.7%から27.2%へと増加傾向であり、低年齢で習い始める割合が増加したことがわかる。一方、水泳については、この20年間、4歳と5～6歳ではいずれの年も4割程度の実施率であるのに対して、1990年から2010年にかけて、2歳では44.8%から17.5%、3歳では47.7%から26.4%へと実施率の減少が認められ、幼児期早期に水泳を習う割合が減少してきている。

2　関連項目

　ベネッセ総合教育研究所の幼児の生活アンケート[1]によると、5歳児の習い事の実施率は2010年67.4%、2015年71.4%であり、幼児健康度調査に比較して高い。これは、ベネッセの調査対象が首都圏の幼児であり、都市部において習い事の実施率が高いことを反映していると考えられる。その内容は、2015年調査では、多い順に、スイミング17.2%、定期的に教材が送られてくる通信教育16.1%、体操（体操教室）11.8%、英語などの語学の教室11.2%、楽器（ピアノ・バイオリンなどの個人レッスン）7.3%、バレエ・リトミック5.8%となっている。なお、この値は習い事をやっていないと回答したものも含めた割合となっている。

　これらの調査結果をふまえると、幼児期の習い事は、全体の実施率は年齢が上がるにつれて高くなり、経年的にも実施率は上昇が認められている。その内容は、スイミング、体操、英語・英会話、ピアノや音楽が多いが、スイミングは近年減少してきている一方で、英語・英会話や体操が増えてきている。習字やそろばんが少数派になる中で、スイミングやピアノは、昔も今も代表的な習い事であるが、グローバル化や小学校英語の教科化の流れの中で、今後は英語・英会話がさらに低年齢化・増加することが予想される。

近藤洋子

引用文献

1) ベネッセ教育総合研究所、第5回幼児の生活アンケート（2016年）　https://berd.benesse.jp/up_images/research/YOJI_all_P01_65.pdf

7 生活習慣の自立

図 1）幼児健康度調査：第 2 〜 4 回　衣服の着脱（年齢別）の推移

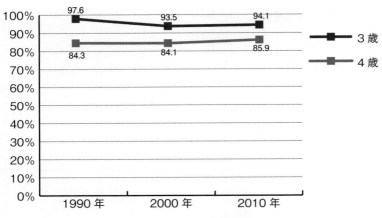

注：3 歳＝衣服の着脱をひとりでしたがる。4 歳＝衣服の着脱ができる。

図 2）幼児健康度調査：第 2 〜 4 回　後片づけ、整理整頓ができる割合（4 歳）の推移

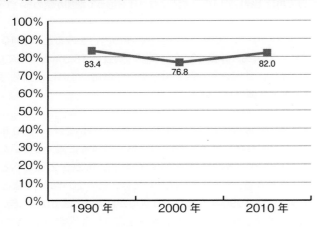

図 3）幼児健康度調査：第 2 〜 4 回　手洗いの習慣の割合（5 〜 6 歳）の推移

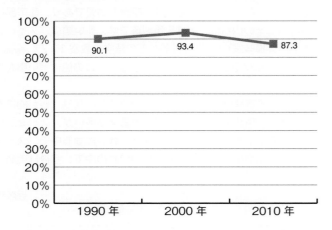

1 解説

(1) 衣服の着脱

衣服の着脱について、3歳では「衣服の着脱をひとりでしたがりますか」、4歳では「衣服の着脱ができますか」の質問に「はい」と答えた割合は、2010年では3歳85.9%、4歳94.1%であり、この20年間の変化はほとんどなかった。4歳になると殆どの子どもたちは衣服の着脱に関して自立していることがわかる。

(2) 後片づけ・整理整頓

4歳で後片づけ・整理整頓ができるかどうかについては、2010年では82.0%ができると回答している。1990年の83.4%から、2000年の76.8%へと6.6%の減少が認められたが、2010年に回復したことになる。4歳時点では、8割以上の子どもたちは後片づけや整理整頓などができるという現状である。

(3) 手洗いの習慣

「帰宅後や食事の前などに手洗いの習慣がありますか」の質問に「はい」と回答した割合は、5〜6歳では87.3%であり、1990年90.1%、2000年93.4%と比較するとやや減少が認められた。約9割は手洗いの習慣が身に付いている。

2 関連政策・施策

2008年：文部科学省　幼稚園教育要領・学習指導要領改訂
2012年：厚生労働省　保育所における感染症対策ガイドライン

3 関連項目

生活習慣の自立は、幼児期の発達課題の一つであるが、家庭のしつけや集団保育の状況、あるいはきょうだいの有無など、それぞれの養育環境により、子どもの自立の時期に個人差があることをふまえておく必要がある。幼児健康度調査の結果からは、全国の平均的な傾向が捉えられるが、衣服の着脱については4歳でほとんどの子どもが自立していることがわかる。発達スクリーニングテストであるDENVER II [2] においても、「ひとりで服を着る」の90%通過年齢は3歳9カ月となっている。母子健康手帳の保護者の記録欄においても、3歳では「衣服の着脱をひとりでしたがりますか」、4歳では「衣服の着脱ができますか」を質問項目としており、生活習慣自立の指標として使われている。

小学校の一斉授業や生活リズムに適応できない子どもたちが増え、いわゆる「小1プロブレム」が学校現場で問題となったこともあり、2008年の幼稚園教育要領および学習指導要領改訂においては、幼稚園や保育所と小学校のつながり（保幼小接続）が重視された。幼児期の段階で、衣服の着脱や後片づけ・整理整頓など、自分のことは自分でできる、持ち物などは決められた場所に置くといったことができるようになっていることは、学校生活へのスムーズな移行のためにも重要である。

手洗いの習慣は、全国の5〜6歳の子どもたちの9割は習慣化できていた。うがいや歯みがき等とともに手洗いは、子どもたちが自らの健康に関心を持ち、その保持増進のための清潔習慣として行動化ができているかの指標となる。さらに、手洗い習慣は幼稚園や保育所の集団生活における感染症予防としての意義も大きく、特に接触感染や経口感染を防ぐためには、重要な生活習慣である。「保育所における感染症対策ガイドライン」[1] においては、接触感染の予防対策の中で、最も重要な対策は手洗い等の手指衛生であり、全ての職員が正しい手洗いの方法を身につける必要があること、その上で、子どもの年齢に応じて手洗いの介助を行ったり適切な手洗いの方法を指導したりすることが大切であることが記載されている。

近藤洋子

引用文献

1) 厚生労働省　保育所における感染症対策ガイドライン、平成24年11月 https://www.mhlw.go.jp/bunya/kodomo/pdf/hoiku02.pdf
2) 日本小児保健協会 原著：W.F. Frankenberg. M.D. 「DENVER II－デンバー発達判定法－」日本小児医事出版社、2009

8 排泄のしつけ

図 1）幼児健康度調査：第 1 ～ 4 回　排尿のしつけ開始率（年齢別）の推移

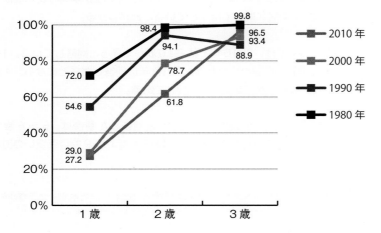

図 2）幼児健康度調査：第 1 ～ 4 回　1 歳児の排尿のしつけの推移

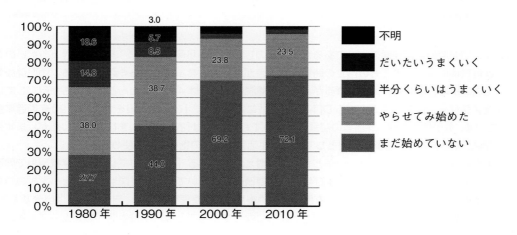

図 3）幼児健康度調査：第 1 ～ 4 回　排便のしつけ・だいたいうまくいく（年齢別）の推移

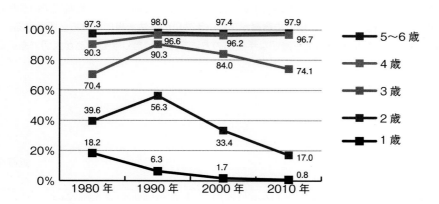

1 解説

(1) 排尿のしつけ開始率

　「おしっこのしつけを始めていますか」に対して、1 歳は「やらせてみ始めた」「半分くらいはうまくいく」「だいたいうまくいく」を、2 歳以上は「始めている」「もう完了した」を合計した割合（不明・無回答を除いたものを全体とした割合）を、排尿のしつけを開始しているとして、年齢別・年次別に比較した。2010 年では 1 歳 27.2%、2 歳 61.8%、3 歳 96.5% が開始しており、年齢とともに増加し、3 歳では殆どが開始していた。経年変化をみると、1980 年には 1 歳児の 72.0% はしつけを開始しており、2 歳では 98.4% に達していたが、1990 年、2000 年と開始するものの割合が低下し、2010 年がもっとも低くなっている。

(2) 1 歳児の排尿のしつけ

　排尿のしつけの状況を、1 歳児について年次比較した結果、「まだ始めていない」の割合が、1980 年 27.7%、1990 年 44.0%、2000 年 69.2%、2010 年 72.1% と順次増加しており、しつけの開始時期が 2 歳以降となるものが増えていることがわかる。

(3) 排便のしつけ

　排便のしつけに関する設問「大便（うんち）のしつけを始めていますか」に対して「だいたいうまくいく」と回答したものを排便のしつけの完了として、その割合（不明・無回答を除いたものを全体とした割合）を年齢別・年次別に比較した。2010 年では、1 歳 0.8%、2 歳 17.0%、3 歳 74.1%、4 歳 96.7%、5 〜 6 歳 97.9% と年齢とともに上昇し、4 歳でほとんどが完了していることがわかる。年次推移をみると、1980 年には 1 歳の 18.2% が排便のしつけを完了していたが、その後 1 歳の完了率は低下している。一方 2 歳と 3 歳の完了率は 1990 年において、2 歳 56.3%、3 歳 90.3% と最も高かったが、その後 2010 年にかけて低下傾向が認められている。4 歳以上については、経年的な変化は認められなかった。

2 関連項目

　幼児健康度調査の結果からは、この 20 年間で排尿と排便のしつけ、いわゆるトイレット・トレーニングの開始時期が遅くなってきており、その結果として自立時期も遅くなってきていることが推測される。ベネッセ教育総合研究所の調査[1] では、2005 年から 2015 年の 10 年間の変化として、「おしっこをする前に知らせる（3 歳児）」86.3% → 75.4%、「自分でパンツを脱いでおしっこをする（3 歳児）」79.1%、夜 70.1%、「自分でうんちができる（3 歳児)」77.8% → 64.4% など、同様の傾向が指摘されている。また、保育者や保健師などからも、幼稚園の入園時や 3 歳児健診においておむつが外れていない、そのために検尿が難しい子どもが増加しているという実態にもとづく報告がされている。一昔前の布おむつの洗濯に追われていた時代から、きょうだい数も少なくなり、紙おむつが身近になり、焦っておむつを外す必要がなくなった結果、気持ちに余裕をもって子育てができているのであれば良い傾向と捉えられる。一方で、トイレット・トレーニングには、子どもの排泄行動の発達を見極め、子どもから発信される尿意や便意のサインに対して適時的に働きかける養育力が必要とされる。これらの養育力が、現代の養育者に不足しているために排泄のしつけ時期や自立が遅くなっているのであれば、保健指導や子育て支援の中で、子どもの発達理解や親子のコミュニケーションのあり方などについて重視していかなければならないと考えられる。

近藤洋子

引用文献

1) ベネッセ教育総合研究所、第 5 回幼児の生活アンケート（2016 年）　https://berd.benesse.jp/up_images/research/YOJI_all_P01_65.pdf

9 夜尿

図1) 幼児健康度調査：第4回　おねしょをしますかへの回答（年齢別）

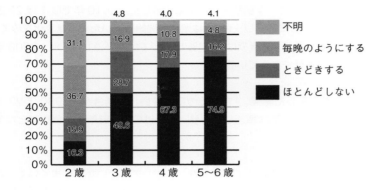

図2) 幼児健康度調査：第1〜4回　おねしょ・ほとんどしない者の割合（年齢別）の推移

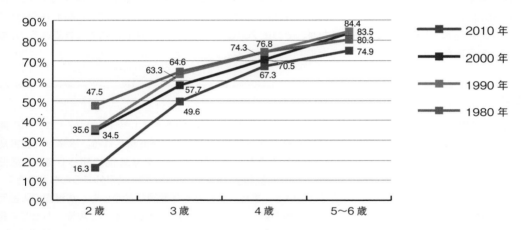

1 解説

(1) 夜尿（おねしょ）について

　夜尿（おねしょ）については、2010年の結果では、「毎晩のようにする」と回答した割合は、2歳36.7%、3歳16.9%、4歳10.8%、5〜6歳4.8%と年齢とともに減少している。反対に「ほとんどしない」割合は、順に16.3%、49.6%、67.3%、74.9%と年齢が上がるにつれて増加し、5〜6歳の4分の3は、おねしょをしないということになる。

(2) 夜尿の経年変化

　おねしょをほとんどしない、すなわち夜尿がないものの割合について、1980年からの推移をみると、いずれの年齢も、1980年あるいは1990年の割合が最も高く、2000年から2010年にかけて、夜尿なしの割合は漸次減少してきている。1980年と2010年を比較すると、2歳47.5% → 16.3%、3歳64.6% → 49.6%、4歳74.3% → 67.3%、5〜6歳80.3% → 74.9%であり、特に2〜3歳の低年齢では顕著に数値が減少しており、言い換えると、夜尿ありの割合が増加していることがわかる。

2 関連項目

　膀胱の容積が大きくなり、夜間の尿量が減少する2〜3歳くらいからおねしょの回数は減少し、4歳以降には夜尿がみられなくなる子どもが増えてくる。しかしながら、幼児健康度調査によると、4歳では3割くらい、5〜6歳になると2.5割程度は時々、あるいは毎晩夜尿がみられることになる。

　また、前項の「7-8. 排泄のしつけ」においても述べたように、近年、排泄のしつけ開始年齢の上昇とともに、おむつが外れる時期が遅くなってきている。夜尿に関するデータの年次比較でも、2歳から5〜6歳までのいずれの年齢でも夜尿ありの子どもの割合が増加していることが明らかになっている。ベネッセ教育総合研究所[1]の調査では、「おむつをしないで寝る」ものの割合は2005年から2015年にかけて、3歳児で45.9%から35.0%に、4歳児で81.1%から66.0%に大きく減少している。つまり、夜間もおむつをして寝る子どもが3歳以上で増えていることになる。

　夜間の排尿のメカニズムは、主として神経内分泌機構や身体の成熟過程と密接な関係があり、尿量を調整する抗利尿ホルモンの分泌や、尿をためる膀胱容量、さらには睡眠・覚醒リズムなどが影響している。つまり生理学的な機能発達が関わるため、自立時期には個人差があり、日中の排尿行動の場合のように、トイレット・トレーニングによる学習効果とは異なった対応が必要となる。また、年長児になり心の面で自立してくると、日常生活で頻回の夜尿があることは、心理的負担が大きく、子どもの心身の発達にも影響が及ぶこともある。夜尿症診療のガイドライン[2]では、夜尿症としての治療対象は一般的に小学校入学以降とされているが、5〜6歳でも夜尿が毎晩続く場合や、昼間の尿失禁を伴う場合などは、夜尿の専門外来を受診することが勧められる。

近藤洋子

引用文献

1) ベネッセ教育総合研究所、第5回幼児の生活アンケート（2016年）https://berd.benesse.jp/up_images/research/YOJI_all_P01_65.pdf
2) 日本夜尿症学会　夜尿症診療のガイドライン（2016年）http://www.jsen.jp/guideline/index.htm

10 歯みがきの習慣

図 1）幼児健康度調査：第 1 ～ 4 回　歯みがきの習慣の割合（年齢別）の推移

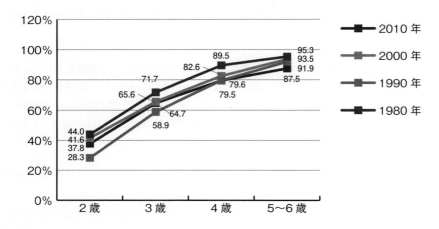

図 2）幼児健康度調査：第 3 回・第 4 回　歯みがきの習慣の比較（年齢別）

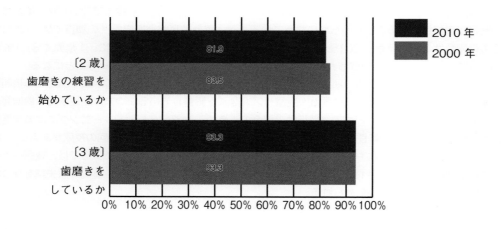

図 3）幼児健康度調査：第 4 回　仕上げみがきの割合（年齢別）

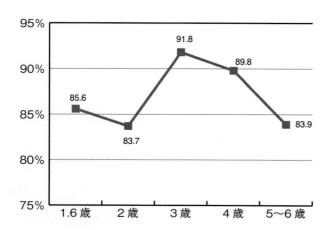

(1) 歯みがきの習慣自立の割合

「歯ブラシを使う歯みがきの習慣はついていますか」に対して、「いえばみがく」と「いわれなくてもみがく」を合わせた割合は、2歳37.8%、3歳64.7%、4歳79.5%、5～6歳87.5%と年齢とともに多くなっている。1980年から共通の質問をしているが、5～6歳を除く2～4歳では、1980年の値が最も高く、1990年の値が最も低くなっている。

(2) 歯みがきを始めている割合

歯みがきの習慣について、2000年と2010年に同一の項目を設定した。2歳では「歯みがきの練習を始めていますか」に「はい」と回答したものは2000年81.9%、2010年83.5%、3歳の「歯みがきをしていますか」に「はい」と回答したものは、いずれの年も93.3%であり、両項目とも10年のスパンでは変化が認められなかった。

(3) 仕上げみがきの割合

「保護者が歯の仕上げみがきをしていますか」については、2010年に新たに設定した項目であるが、1.6歳85.6%、2歳83.7%、3歳91.8%、4歳89.8%、5～6歳83.9%となっている。9割前後の保護者は仕上げみがきをしている現状であるが、乳歯が生えそろう1歳後半から3歳にかけて実施率が増加し、その後、年長児である5～6歳になると、割合が減少していることが特徴である。

2 関連項目

幼児のむし歯（未処置歯）保有率は1960（昭和45）年の95.4%をピークとして、その後急速に減少し、2016（平成28）年には21.1%となっている[1]。幼児健康度調査では、1980年から2000年にかけてむし歯の有無（痛んだりしたりする歯がありますか）についての質問を設けていたが、保護者が回答することの正確性や、むし歯保有率の減少をふまえ、2010年からは、むし歯に関する設問を削除した。しかしながら、昨今では、3歳児歯科健診のむし歯保有率には地域格差が大きいことや、児童虐待や不適切な養育を発見するための手段としてのむし歯把握の有効性などが指摘されており、口腔内衛生管理は幼児期の健康指標としても重要であると考えられる。また、歯みがき習慣については、歯ブラシを使って自分でみがくという清潔習慣としての自立の状況とあわせて、確実なむし歯予防のためには、幼児期には保護者が仕上げみがきをすることが重要であることをふまえ、仕上げみがきの実践についての設問も2010年から加えることとした。

歯みがき習慣の自立は、1980年から1990年にかけてやや衰退傾向が認められたものの、その後の20年間では自分でやるものの増加傾向がみられ、1980年の状況に近づいているといえる。「7-8. 排泄のしつけ」では、年々開始時期が遅くなっていることを報告したが、歯みがきのしつけに関しては、一旦遅くなった傾向に歯止めがかかったといえる。これは、養育者のむし歯予防への意識が向上していることを示しているのかも知れない。

仕上げみがきについては、2012年の母子健康手帳の改訂において、1歳6カ月から6歳までのすべての年齢の保護者の記録の欄に、「歯の仕上げみがきをしていますか」という質問が加えられた。また、1歳6カ月から3歳までの同欄には「歯にフッ化物（フッ素）の塗布やフッ素入り歯磨きの使用をしていますか」という設問も加えられ、フッ化物によるむし歯予防策も推奨されるようになった。

近藤洋子

引用文献

1) 文部科学省　学校保健統計調査—平成28年度（確定値）の結果の概要 https://warp.ndl.go.jp/info:ndljp/pid/11293659/www.mext.go.jp/b_menu/toukei/chousa05/hoken/kekka/k_detail/1380547.htm

Column

スマホ世代のスマホ育児

　2004年、日本小児科医会は「子どもとメディア」の問題に対する提言を取りまとめ、子どものテレビ・ビデオ視聴について警鐘を鳴らした。具体的な提言のはじめに取り上げられたのは、「2歳までのテレビ・ビデオ視聴は控えましょう」というものであり、テレビ・ビデオ育児の長期にわたる影響（メディア漬け等）をわが国に発信した。

　時は移り、2013年、日本小児科医会は「スマホに子守りをさせないで！」という衝撃的なポスターを世に送り出した（下図）。3年前のことであるが、現在のスマホ育児の状況から見ると、先見の明があった警鐘ポスターだと言える。

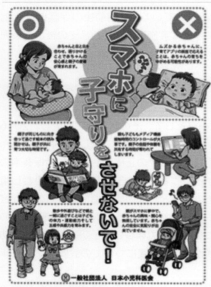

（日本小児科医会 HP より）

　スマホは単なるインターネット機器ではない。タッチパネルを人差し指で操作する。この人差し指操作が曲者である。単に簡単だというだけではない。ホムンクルスを見ればわかるように、人差し指は脳に"直結した"入力器官であり、これまで人類が得たことの無い膨大な情報（動画は圧倒的に情報量が多い）を人差し指で左右する感覚は、大きな"快"に結びつく可能性が高い。スマホにとらわれた幼児の誕生ということになる。

　たしかに、スマホを与えれば（操作できる年齢以前にはアプリを見せれば）、育児にかかる"手間"は減るだろう。これはテレビ・ビデオ育児にも共通する切実な背景である。ただ現在は、さらに別の背景が加わってきている。

　それは親もスマホにとらわれているという背景である。親もすでにスマホ世代であり、人生の3分の1（思春期以降で言えばその2分の1以上）はスマホとともに生きている。スマホをしながら育児をしている光景は、どこでも見られるようになってきた。スマホをさわりながら、子どもの呼びかけに"生返事"している親の姿は、食卓にさえも侵入してきている。

　スマホ育児は事故に結びつくだけでなく、子どもの発達や愛着行動、将来の意欲や学力にも影響が出ることが懸念されている。もちろん視力などの健康面にも、である。

　スマホ無しでは"生きていけないような気になる"社会がすでに到来している。さらにいえば、これほど多くの国民を利害関係者にしている課題はいまだかつてなかった。子どもを守るのは果たしてスマホでよいのか、という批判的問いを自らに投げかけながら、専門家は今後親子に向き合うことになるだろう。

　なお、「標準的な乳幼児期の健康診査と保健指導に関する手引き〜健やか親子21（第2次）の達成に向けて〜」（山崎嘉久研究班，平成27年3月）の中にある推奨問診項目には、スマホ育児の状況を問う設問が導入されている。

松浦賢長

自律と自立

　自律は autonomy であり、自立は independence である。日本語だと発音が同じということもあり、あいまいに用いられていることが多い。ここではこの違いを確認していく。

　どちらも子育てには大切なキーワードであるのだが、年齢的には自律のほうが早くやってくる。一方の自立は思春期になってからである。また、こう見なすことも可能である。自律は生物的な色彩が濃く、自立は文化的な色彩が濃い、と。

　自律は、「5-4 対人関係 1」で記述した通り、「自分の思い通りにする」ということである。自律は、1歳半から3歳のあいだに芽生えてくる。その過程で、子どもはうまくいったときの喜びや、逆にうまくいかなかったときのいらだちを積み重ねていく。この葛藤がエリクソンによれば、人間を作り上げていく上での重要な過程となる。そこに人間の強さである「意志」が産み落とされる。

　子育てをしていると、自律の芽生えに際してどう対処してよいか迷うことがある。失敗しないように先回りして手助けをするべきか、逆に時間がかかっても最後の最後まで（失敗するとしても）つきあうべきか。エリクソンの理論をひけば、この親の迷いこそ重要であることがわかる。親の迷いが子どもの葛藤を支援することになる。

　一方の自立である。親や人の手を借りず、判断していく、そして暮らしていくことを自立という。これは文化的な意味合いの強い概念であり、自立はとくに欧米、キリスト教文化圏で尊重されている。それは、（近代的）個人が、内面の信仰（のみ）を問いかけるキリスト教によって生み出されたからである。個人と自立は不可分である。

　わが国では子育てにおいて、欧米ほどには子どもの自立を求められはしないが、依存する存在のままであっても都合が悪いとされる。昨今は、助けや支援を求める能力も大切だとみなされてきており、自立する存在でありながら、かつ、（上手に）依存する存在に育つことが期待されている。

　この一見矛盾した、あるいは対立する状況は、鯨岡峻（京都大学）によって「両義性」というキーワードで解説されている。鯨岡は、子育ては「育てられるものから育てるものへ」育む営みであり、両義性こそが子育ての本質であると鮮やかに示している。

　子育てにおける迷いや矛盾、あるいは対立は、不可欠のものであることが、エリクソンからも鯨岡からも示唆される。幼児健康度調査の過去4回の調査時点で、母親の状況が最も〝良くなかった″のは 2000 年調査である。迷いや矛盾や対立が子育てに多く見られていたのかもしれない。しかし、この〝良くなかった″という判断も一義的なもの、既成観念によるものである。子育てに悩み迷う親には、それで良いのですよと言えるような指導の両義性も学んでいきたいものである。

松浦賢長

Column

おむつ今昔

　地球上には沢山の生物が存在している。身の廻りの家畜から自然界の動物。これらの生物の多くはそれぞれの地で、生存には食を欠かすことができないだけでなく、からだに不要になったものはいつも安全な地に排泄しなければならない。

　このように生物によって異なるが、食物の最後は排便あるいは排尿がある。動物学者によると、これら自然界の動物が不要になったものの排泄は、体内の腸や膀胱内に、ある程度ためてから慎重に排泄するという。それは排泄物の臭いなどで自分の今の存在を相手方に感知されてしまうから、わが身を危なくしてしまうためと説明されている。家庭で飼っている身近な犬や猫を観察していると、排泄する前後はかなり緊張していて、あちこち見廻している様子が分かる。魚や鳥などは、個々の行動が早いから、その場に臭いを残すこともないので、群の行動をとりやすいという。そこで人もずっと昔は自然界の哺乳動物と同じように、排泄は慎重だったと考えられる。そして尿意・便意の段階で目覚め、排泄物を遠ざけて見守る時代があったであろうという。

　人の段階での生活文化の発達は、排泄物を一時的にわが身で受けとめておく「おむつ」の利用や、日常生活の場の一部を「トイレ」として隔離してきている。しかしそれはごく近代になってからのことで、これらについては、前日本女子大学加藤翠教授がまとめられた「我国の育児書における排泄訓練の指導内容の変遷について」（日本女子大学紀要19.117-124.1972-11）がある。明治時代は、排泄のしつけについては少なくて、「おむつ」は排泄物でぬれて湿ったままではよくないから、「度々取り替えなさい」ということがすすめられた程度であったという。そして結局は、その頃までの我が国の乳幼児の多くはおむつなしで、ときには母親の肌に密着して抱っこ、あるいは負ぶわれていたようである。そして当時はまだ「しつけ」という言葉は見当たらなかったという。

　昭和の時代になると、日本は近国と戦争という状態になって、沢山の兵士が大陸に渡ったので、そこではその土地の子育ての様子を目にすることが多くなったという。ある現地で使用されていた尿器は、管になっている木の棒で、男性用と女性用がある。それぞれ寝るとき、男児は尿棒の窪みに自分の排尿の部分を当てておくと、睡眠中の排尿の結果は、ベッドの下の穴を通って尿器にためられる。寒い地方で使われていたおむつ代わりだったという。排便には不向きだけれど、回数の多い排尿には便利だったであろう。またその頃東ヨーロッパでは、からだを布でぐるぐる巻いて、排泄物がベッドを濡らさないようにする習慣の地方があったという。

　日本の昭和の時代はおむつが不自由だったから、着古した布地やボロ布などがおむつとして利用されていた。そしてその頃の年間出生数は、現在の2倍で200万人。食糧も不足するような時代だったから、おむつの洗濯も不自由。おむつかぶれは日常的であった。

　その後日本は戦争に敗れて、先進国からは病気を中心とした医学だけでなく、小児医学では小児保健や小児の発育・育児までの領域の学問が、厚生省を通じて医学の現場にまで入ってきたのである。当時の育児書『あなたの子供のために　1才から6才まで』（米国政府児童局編、厚生省児童局訳、1951）では、「わたしのお稽古」のところに、子どもをしつけなければならない最後の仕事の一つは、排泄に関することという記述があった。そして当時日本では、これが一人歩きをしたようで「排泄のしつけ」という言葉が、母親の心に重くのしかかって「今何歳なのにまだおむつがとれないから、排泄の発達が遅いのではないか」と、母親の悩み相談が多くなった。

　一方1949（昭和24）年の「保健と助産」誌（保健と助産研究会発行）には、次のような厚生省のおむつ対策が掲載されていた。「厚生省児童局では、オムツ用綿布の特配を是非実施したいと、かねてから関係官庁と折衝を重ねていたが、明年度は一層センイ事情が悪化する見通しのため、年間290万の新産児の全部に一律配給ができないので、取り敢えず明年度は乳児院などの施設と極貧者に対して、1人1組の程度で特配となる模様。極貧者への配給は児童福祉委員の手を経て行われる」とあった。当時の現状である。

　自然界における動物の排泄物は動物の存在そのものなので、排泄は慎重である。人の子は他の動物に比較して未熟な状態で生まれるので、0・1・2歳は一番手のかかるとき。しかし今は便利なおむつも出回っているので、子どもの身になって、いつもからだの清潔を保つように心がけていきたい。

巷野悟郎

第 **8** 章
肥満とやせ

本章の概要

　子どもの体格はバランスが良いことがもちろん理想だが、中には身長に対して体重の大きすぎる肥満や逆に小さすぎるやせなどが起こる。疾患によるものもあるが、生活習慣が原因となるものもあり、心理的背景を持つものも多い。その実態と対応策について考える。

1	肥満の状況
2	やせの状況

1 肥満の状況

表 1) 子どもの肥満の成因・背景

【生育環境の変貌】 ・遊びの場の減少 ・テレビ、ビデオ、携帯ゲーム機、 　インターネット、スマートフォン ・睡眠不足 **【食の変貌】** ・魚ばなれ ・ファーストフード、コンビニエンスストア ・清涼飲料水 **【妊娠出産環境の変貌】** ・低出生体重児 ・DOHaD ・帝王切開 **【内分泌異常／染色体異常】** ・プラダー・ウィリー症候群 ・バーデット・ビードル症候群 ・アルストレーム症候群　など **【こころの問題】** ・虐待、いじめ、発達障害、孤独無気力	**子どもの貧困率** 　　背景要因の多様化・複雑化 　　　　　→治療に難渋 社会全体としての背景要因対策 学校保健、地域保健、教育・啓発 　　　　　↓ 　　　構造的対応

図 1) 都道府県別小児肥満の頻度

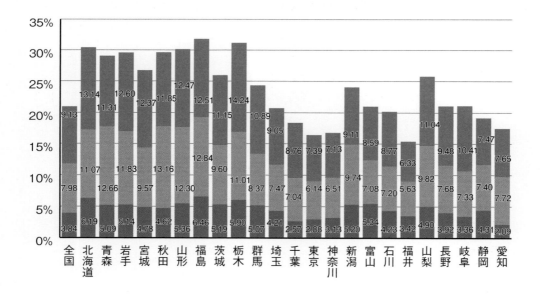

1 解説

(1) 都道府県別肥満小児の出現率

「政府統計の総合窓口（e-Stat）」で公開されている平成 27 年度学校保健統計から作成した 6 歳時、9 歳時、12 歳時の都道府県別肥満小児の出現率の図表では、6 歳時は全国平均 3.84％で、香川県 7.03％、福島県 6.46％、北海道 6.19％の順に高く京都府 1.71％、愛知県 2.09％、兵庫県 2.55％の順に低かった。

どの年齢でも、頻度の高い都道府県は、低い都道府県の 2 倍以上を示した。北海道、東北、四国、九州地方で頻度が高く、南関東、近畿地方で頻度が低い傾向を示した。

(2) 肥満傾向児の推移　（学校保健統計調査）[1] より

男女とも 1977 ～ 2000 年では各年齢で頻度が増加し、男子は約 2 倍、女子は約 1.5 倍になった。1977 年では男女差はほとんど無かったが、男子の増加は女子よりも徐々に大きくなり、2000 年には男子が約 2％高く、1 2 歳の男子の約 12％、女子の約 10％であった。その後 2005 年までは男女とも、ほぼ横ばいであったが、2006 年には男子のみ増加し、女子はその頃から減少傾向にあったと推測される。2006 年以降は男女とも減少傾向にある。

年齢毎の肥満傾向児の頻度は、男女とも 6 歳から徐々に増加し、11 ～ 12 歳にピークに達し、14 歳にかけて低下するが、男子では 15 歳から再び大きく増加し、その後は低下傾向を示す一方、女子では 15 歳でやや増加し、それ以降は同程度で推移した。この傾向は、年度が変わっても同様であった。14 ～ 15 歳の増加は特に 3％程度と著しい[1]。高校受験、運動量の減少などの要因が考えられるが、詳細は不明である。

(3) 小児肥満の成因・背景

最近における小児肥満の成因や背景は左の図表に示すように多様化、複雑化してきており、肥満を改善するためには、個人個人における肥満の成因や背景の特定と対策が必要になる。これはすなわち、集団的指導のみでは困難であり、個別の特異的な指導を必要とすることを意味する。また、根本的に重要なのは、子どもに関わる多くの方々が中心となって、わが国における住、食、Internet communication technology(ICT) および遊びや身体活動の公共施設など、幼少期から子どもの成育環境を構造的に組織的に適正なものとしていく努力を要することである。

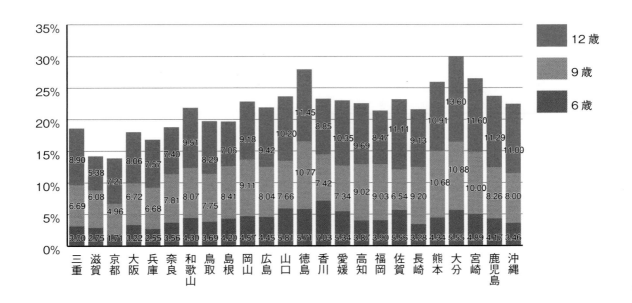

岡田知雄

引用文献

1) 政府系統計窓口、学校保健統計調査、年次統計年齢別肥満傾向児の出現率の推移 (昭和 52 年度―平成 26 年度) https://www.mext.go.jp/component/b_menu/other/__icsFiles/afieldfile/2015/03/27/1356103_3.pdf

2 やせの状況

図 1) やせの頻度の年次推移　■— 高校生　■— 中学生　■— 小学生

男子

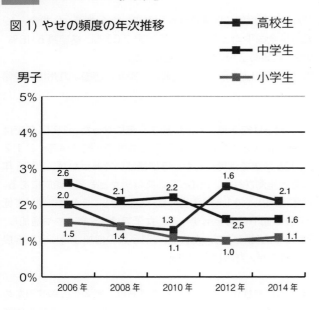

女子

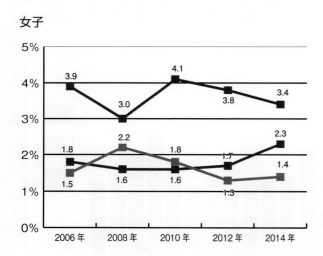

(1) やせの年次推移

　やせの原因にはストレス、いじめや精神面での影響および社会のやせ志向や病的な問題も含まれ複雑な現代社会を反映している。やせの判定は、肥満度－20%以下としている。やせの頻度には大きな経年変化を認めなかったが、女子のやせは、今回の調査でも中学生の3.4%、高校生の2.3%と、男子や小学生に比べて高値を示した[1]。「健やか親子21」最終評価報告書[2]によれば、思春期やせ症の低年齢化や不健康やせの割合が大幅に増加していることがあり、今後さらなる取り組みが必要なところである、としている。神経性食欲不振症のようなケースもあるので、学校スクリーニングが必要と考えられる。早期対応により予後の面でも重要である。

(2) 思春期やせ症の早期発見

　学校における身体計測を用いることで早期発見が可能となる。平岩は、体重の前回計測値よりも10%以上の体重減少がある場合には、肥満の改善やスポーツを始めたなどの場合もあるが、思春期やせ症の発見として有効であることを述べている[3]。また徳村らは、性別年齢別身長別の標準体重の－15%以下のものを抽出し、このうち成長曲線にて体重がワンチャネル以上下方へ逸脱する例では思春期やせ症の疑いとして医療機関への紹介を勧めている[4]。

岡田知雄

引用文献
1) 日本学校保健会。肥満とやせの年次推移。H26 全体学校保健サーベイランス。P29.
2) 厚生労働省「健やか親子21」最終評価報告書
3) 平岩幹男。思春期のやせの現状と対応。小児科診療 145;1037-1041,2008
4) 徳村光昭ほか。4. 思春期の健診ー性成熟障害と思春期やせ症の早期発見ー。小児科臨床 59;577-583, 2006.

Column

福島県の子どもたちの肥満

　2015年度の文部科学省の学校保健統計調査によると、2011年3月に生じた東日本大震災および福島第1原子力発電所事故の影響が残る福島県で、全国トップ水準に高止まりしていた福島県の子どもたちの肥満傾向出現率が、2015年度にやっと震災前の2010年度の水準に改善した。

　以前より、福島県の子どもたちの肥満傾向出現率は全国平均より高いことは周知の事実であったが、2011年の震災以降、その割合がより顕著になった。その原因は、子どもたちのテレビゲームなどによる屋内遊びの習慣化、通学が徒歩から自家用車、バスによる送迎への変更、転居などによる屋外で遊ぶ『空間』『時間』『仲間』がないといった生活環境の変化、そして家庭において調理が思い通りにできないなどによる食生活の変化、間食の増加、心身のストレスによる過食などが考えられた。中でも、最大の要因は、時間の経過や除染の進行に伴って屋外活動の機会は徐々に回復してきているものの、原発事故による屋外活動の制限や仮設住宅などでの避難生活の長期化による運動不足の習慣化であると指摘されている。

　そのため、福島県は原発事故後、滑り台やうんていなどを備えた約60カ所の屋内遊び場を県内各地に整備した。その施設で遊ぶことにより身体活動量が増加し、食や睡眠、生活リズムが改善した子どもが増えた。さらに、福島県教育委員会は福島大学と協力して「運動身体づくりプログラム」を作成し、2013年4月から小学校の体育の授業で取り入れた。このプログラムは準備運動として、子どもたちが遊び感覚で取り組めるよう工夫がなされている。スキップ、イヌ走り、カニ走り、カエルの足打ち、ウサギ跳び、カンガルー跳び、アザラシ歩き、バック走、クモ歩き、クロスステップ、投運動などを組み合わせ、屋内での授業で11種類、屋外では6種類のプログラムから成っている。さらに、音楽に合わせて太鼓をたたくことによりリズム感覚を養うことも推奨している。このプログラムの導入により、ある小学校の2014年度の体力テストでは、全体で記録が向上した上に、子どもたちが体を動かせる楽しみを実感している。また、家庭と連携して運動不足の解消や食の改善を目指すことを目的に、2014年4月から健康診断や体力テスト、食生活調査の結果などを継続的に記録する「自分手帳」が小4〜高1の児童・生徒に配布され、授業や家庭学習で活用されている。

　大震災および原発事故の影響による運動不足の解消や正しい食生活を促すなどの食育の取り組みによる改善の兆しが見え始めている。

鈴木順造

DOHaD

　小さく生んで大きく育てるという標語がまことしやかに流布した時期があった。生涯の健康の視点からそれに警鐘を鳴らす研究者が現れた。

　循環器内科医、臨床疫学家である David Barker 博士は、虚血性心疾患の死亡率の高い地域はその年代の乳幼児死亡率が高いこと、当時の乳幼児死亡原因が妊娠中の低栄養であったことに着目して、妊娠中の低栄養がその子どもの生活習慣病と関連があるとの Barker 説を提唱した。その後、オランダの飢餓事件や中国の大躍進政策などの検証や疫学研究、動物実験により、DOHaD（ドーハド；Developmental Origins of Health and Disease）の概念が誕生した。この概念は、胎児期および新生児期の何らかの要因によって将来の健康が決定されているというものであり、生活習慣病だけでなく、精神疾患などとの関連も報告されている。

　我々は地域の乳幼児健康診査および学校健診のデータを活用して、妊娠中の喫煙が小児期の肥満のリスクとなることを明らかにした。これは、出生体重に対する妊婦の喫煙以外の影響（妊婦の身体計測値、妊娠週数、栄養などの生活習慣）を除いても、妊娠中の喫煙はその児が肥満になるリスクを、5歳児で 4.4 倍、9 〜 10 歳時で 1.9 倍高くするというものである。この結果も DOHaD の概念の範疇である。妊娠中の喫煙は胎盤循環不全をおこし、胎児が低栄養状態になる。そこで、胎児は血糖値を上げ、少ない栄養を補うために栄養吸収能を高める。その結果、生後の通常の栄養状態では耐糖能障害や高い栄養吸収能によって肥満になりやすくなる。

　DOHaD の要因は、栄養、化学物質、ストレスである。胎児期や新生児期のこれらの環境要因により、遺伝子変異を伴わず、発現が変化するというエピジェネティクス（Epigenetics）というメカニズムによって将来の健康に影響を与える。

　2010 年から実施されている「子どもの健康と環境に関する全国調査」（エコチル調査）は 10 万人の妊婦をリクルートして、その子どもが 13 歳になるまで追跡する環境省の一大国家プロジェクトである。これにより、様々な疾患や健康状態に対する DOHaD の関与が明らかになり、胎児期からの疾病予防の科学的根拠が示されることが期待される。

図1) DOHaD の概念図

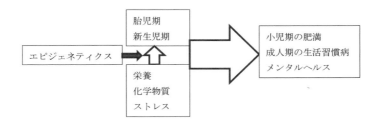

山縣然太朗

参考文献
1．DJP. Barker. Fetal and Infant Origins of Adult Disease. BMJ Books. 1992
2．福岡秀興監訳，デイビッド・バーカー著，藤井留美訳：胎内で成人病は始まっている，ソニーマガジン社，2005
3．Mizutani T, et. al. Association of maternal lifestyles including smoking during pregnancy with childhood obesity. Obesity (Silver Spring). 2007 ;15(12):3133-9.
4．子どもの健康と環境に関する全国調査（エコチル調査）；http://www.env.go.jp/chemi/ceh/

Column

妊娠中の喫煙の影響・児の肥満

　妊娠中の喫煙の健康影響については、厚生労働省が 2016 年の喫煙の健康影響に関する検討会報告の中で、表のように結論している。この中で妊婦の能動喫煙は早産、胎児発育遅滞、乳幼児突然死症候群の原因であることが十分に証明されているとし、生殖能力低下、子宮外妊娠、常位胎盤早期剥離、前置胎盤のリスクがあることが示唆されるとしている。また、妊婦の受動喫煙も低出生体重のリスクが示唆されると報告している。

　筆者らは環境省のエコチル調査（子どもの健康と環境に関する全国調査；Japan Environment and Health Study）の全国データを用いて妊婦の喫煙状況と出生体重の関連を明らかにした。妊娠中の喫煙は出生体重を約 130g 減少させるが、妊娠に気づいて禁煙するとその影響はほとんどないことも明らかになった。喫煙による胎盤循環不全で胎児が栄養不足の状態になることによる胎児発育不全と、早産等による在胎週数の短縮が原因と考えられている。

　一方で妊娠中の喫煙は児の肥満の要因であることも明らかになっている。これは DOHaD (Developmental Origins of Health and Disease) の概念で説明される。筆者らも地域の出生コホート研究により、妊娠中の喫煙が小児期の肥満のリスクとなることを明らかにした。いくつかの総説がでているが、Rayfied らは 2016 年のシステマティックレビューで、39 の論文において、様々な人種の 236,687 人の子どもの研究から、妊婦の喫煙率は 5.5% から 38.7% であり、喫煙妊婦は非喫煙妊婦に比べて、児の過体重のオッズ比は 1.37（95% 信頼区間　1.28-1.46）であり、児の肥満のオッズ比は 1.55（1.40-1.73）であると報告している。この結果は 2008 年の Oken らの 14 論文（84,563人）によるシステマティックレビューとほぼ同様の結果である。

　喫煙対策はわが国の喫緊の健康課題である。健康日本 21 や健やか親子 21 においても、喫煙者、受動喫煙対策のみならず、胎児期の喫煙対策の重要性が盛り込まれている。胎児期の影響は生後の生活習慣病のリスクとなるなど生涯にわたって影響が出ることが示唆されており、国民の理解の向上と妊娠中の喫煙防止のための効果的な対策が必要である。

表1)　妊婦の喫煙と健康（2016 年厚生労働省「喫煙と健康」から表作成）

妊婦の能動喫煙と早産、低出生体重・胎児発育遅延	レベル 1（十分）
女性の能動喫煙と生殖能力低下	レベル 2（示唆的）
妊婦の能動喫煙と子癇前症、妊娠高血圧症候群（PIH）のリスク減少	レベル 2（示唆的）
妊婦の能動喫煙と子宮外妊娠、常位胎盤早期剥離、前置胎盤	レベル 2（示唆的）
妊婦の能動喫煙と乳幼児突然死症候群（SIDS）	レベル 1（十分）
妊婦の受動喫煙と低出生体重・胎児発育遅延	レベル 2（示唆的）

山縣然太朗

参考文献

1）厚生労働省「喫煙と健康：喫煙の健康影響に関する検討委員会報告書」https://www.mhlw.go.jp/stf/shingi2/0000135586.html
2）K. Suzuki et al. Association between maternal smoking during pregnancy and birth weight: an appropriately adjusted model from the Japan Environment and Children's Study. J Epidemiol. 2016; 26(7): 371-7
3）Mizutani T, et. al. Association of maternal lifestyles including smoking during pregnancy with childhood obesity. Obesity (Silver Spring). 2007 ;15(12):3133-9.
4）Rayfield S, Plugge E. Systematic review and meta-analysis of the association between maternal smoking in pregnancy and childhood overweight and obesity. J Epidemiol Community Health. 2016 Aug 1. pii: jech-2016-207376. doi: 10.1136/jech-2016-207376.
5）Oken E, Levitan EB, Gillman MW. Maternal smoking during pregnancy and child overweight: systematic review and meta-analysis. Int J Obes (Lond). 2008 Feb;32(2):201-10. doi: 10.1038/sj.ijo.0803760.

乳幼児身体発育調査から見る
肥満とやせ

　子どもの肥満度判定（やせ及び肥満の評価）のためには身長体重曲線を用いる。これは、厚生労働省乳幼児身体発育調査一般調査の１歳以上の幼児について、身長に対する体重の値を、身長の２次式（体重＝a×身長^2＋b×身長＋c）によって表したものである。その際、個々の児の体重の値と、身長の値を用いて２次式により算出された体重の値との差の二乗が最小になるようにa、b及びcを定めてある。たとえば肥満度30％とは、このようにして算出された標準的な曲線の値に1.3を乗じたものである。

　肥満度を含めた乳幼児の身体発育の評価において、日本成長学会と日本小児内分泌学会が合同で2000年の値を日本人小児の標準値とすべきという議論をしている。「第３回乳幼児身体発育調査企画・評価研究会」（2012（平成24）年３月22日）にて、集団の長期的評価や、医学的な判定（診断基準や小児慢性特定疾患治療研究事業で参照する基準）に用いる乳幼児及び就学期以降の体格標準値としては、2000（平成12）年調査に基づく値を引き続き用いることとなった。これは、関係学会の「小児の体格標準値は、日本人の体格変化のトレンドが終了した2000年の値に固定することが望ましい」との見解等に基づくものである。肥満などの、好ましくない体格の児が年次推移で増加した場合、これを含めた基準で評価すると好ましくない体格の児が正常範囲と判定される危惧が生ずるからである。

　これまでの乳幼児身体発育調査報告書と学校保健統計調査報告書によると、日本人成人身長に関するsecular trend（年代間の成長促進現象）は男女ともに1990年代前半に終了したと考えられること及び日本人の成熟（思春期の時期）に関するsecular trendは2000年にほぼ終了したと考えられることから、2000年の乳幼児期及び就学期以降の小児の体格データを体格標準値として用いることを推奨している。指標（標準値）を固定することにより、長期的な体格の変化を継続的に評価することとした。

　母子健康手帳には、最新の現況値を掲載するという考え方から、肥満度判定の参考として、2010年調査に基づく身長体重曲線が載せられている（次ページ図参照）。

　こどもの肥満ややせの評価が法律に基づいて行われる場合がある。健康増進法では、特定かつ多数の者に対して、継続的に食事を供給する施設のうち栄養管理が必要なものを特定給食施設として法令で定めている。継続的に１回100食以上又は１日250食以上の食事を供給する施設がそれにあたり、大規模な保育所の場合、これにあたる。この栄養管理のため、2015（平成27）年から、標準体重の＋15％以上の場合と、−15％以下の場合の割合を報告することが義務付けられた。子どもの栄養管理がより確実に行われる一助となっていることが期待される。このために参考となる計算式は、https://www.niph.go.jp/soshiki/07shougai/hatsuiku/ において提供されている。

加藤則子

Column

図1）幼児の身長体重曲線（男）

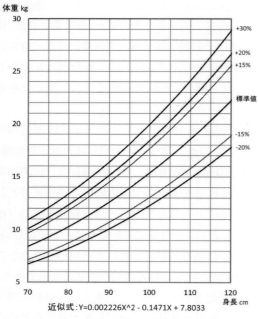

近似式：Y=0.002226X^2 - 0.1471X + 7.8033

身長別の体重の値を二次曲線で近似した成績による

図2）幼児の身長体重曲線（女）

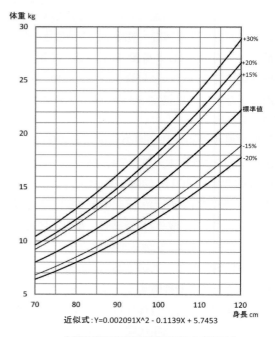

近似式：Y=0.002091X^2 - 0.1139X + 5.7453

身長別の体重の値を二次曲線で近似した成績による

第 9 章
子育ての現状

本章の概要

　ここで取り上げる子育ての状況は多岐にわたる。この 30 年間で同居の家族や保育者の状況は大きく変わった。また、母親の勤務状況は社会情勢を反映して、不安定なものになっている。社会の変化が親子に押し寄せている。一方、母親の余裕や自信・不安・困難感の状況は、2000 年時点が最も良くないことが明らかとなった。この "2000 年問題 " を分析する必要がある。ただ、良い方向に向かっている項目もあった。それは父親の育児状況である。父親が育児 " 参加 " した時代から、父親が育児をする時代へと変化してきている。

1　家族・住居の状況

2　昼間の主な保育者

3　母親の勤務状況

4　母親の心身の状況と時間的余裕

5　自信・困難感

6　虐待と思う者

7　父親の育児

8　日常の相談相手

9　妊娠・出産の満足度

1 家族・住居の状況

図 1) きょうだいのいない者

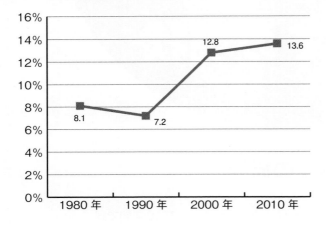

図 2) 祖父母と同居していない者

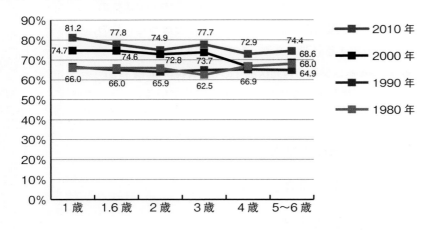

図 3) 一戸建てに住む者

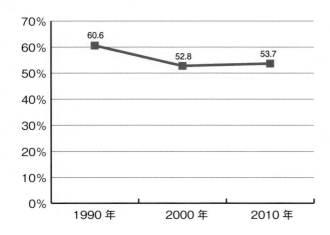

1 | 解説

⑴ きょうだいのいない者（5～6歳）

　きょうだいのいない者（5～6歳児）の割合を図に示した。1980年と1990年調査においては、8%であったのに対し、2000年以降はきょうだいのいない者の割合は急増し、13%を超える状況となっている。

⑵ 祖父母と同居していない者

　祖父母と同居していない者を年齢別に図に示した。調査の年次が上がるほど、祖父母と同居していない者の割合は上昇していた。また、1980年をみると、5～6歳児においてその割合が最も高かったのに対して、2010年では逆に1歳時においてその割合が最も高くなっており、その値は80%を超えていた。

⑶ 一戸建てに住む者

　一戸建てに住む者の割合を図に示した。1990年には60%を超えていたのに対して、その後の調査年次においては、50%台前半となっていた。

2 | 関連政策・施策

　2014年：まち・ひと・しごと創生総合戦略が閣議決定。「三世代同居・近居」の希望の実現に対する支援等に取り組む必要がある」とされている。

　2015年：新・三本の矢（一億総活躍国民会議）における第二の矢「夢をつむぐ子育て支援」において、希望出生率1.8がかなう社会の実現のために、三世代同居・近居の促進が明示された。

　2015年：少子化社会対策大綱が閣議決定。子ども・子育て支援の充実の中に、「三世代同居・近居」の支援が盛り込まれている。

3 | 関連項目

《一人っ子研究》

　「一人っ子であることは、ただそれだけで一つの病気である」とは、Hall GS（1907）の有名な言葉である。その後、一人っ子の発達に関しては、百年以上にわたって多くの研究がなされてきた。現在ではきょうだいのいない者の増加に加え、他の発達関連因子（発達障害、社会経済因子、スマホ育児等）が注目される中で、一人っ子研究は相対的に減少してきている。

《一人っ子政策》

　1979年から続く中国の一人っ子政策が2016年に終了した。それまでは2人目以上の子どもは原則「非合法」であり、戸籍の無い"黒孩子"として扱われていた。

《夫婦の完結出生児数》

　夫婦の最終的な出生子ども数は、国立社会保障・人口問題研究所が算出している。1940年の第1回調査（4.27人）以来、初めて2人を切った（第14回調査：2010年）。また、同調査で初めて、子ども数が1人以下（0人含む）の夫婦が20%を超えたことが明らかになった[1]。

《高層居住》

　高層住宅における育児に関する研究は1980年代からはじまった。密着過剰な母子関係、高所感覚喪失による転落、犯罪被害、孤立した育児等が論じられてきた[2]。

松浦賢長

引用文献

1) 国立社会保障・人口問題研究所：第14回出生動向基本調査（2010）．http://www.ipss.go.jp/ps-doukou/j/doukou14_s/doukou14_s.asp
2) 織田正昭：高層マンション子育ての危険―都市化社会の母子住環境学．メタモル出版（2006）．

2 昼間の主な保育者

図 1）昼間の主な保育者（母親）

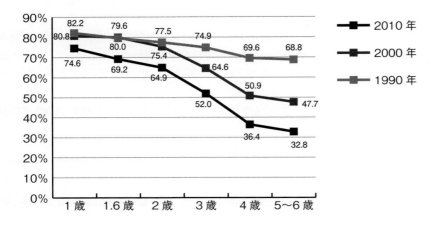

図 2）子どもを預けている者

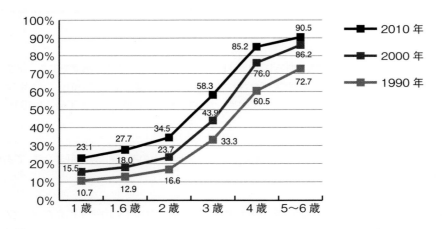

図 3）預けている先

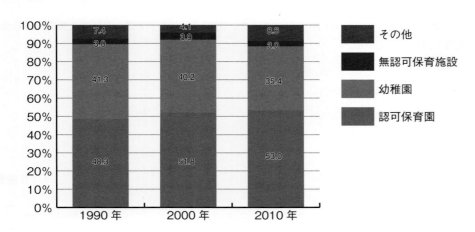

1 | 解説

(1) 昼間の主な保育者（母親）

　昼間の主な保育者は誰かという問いに「母親」と回答した者の推移を年齢別に図示した。どの調査年においても、児の年齢が上がるにつれて、「母親」の割合が少なくなっている。1990年では1歳児について80％以上の者が「母親」と回答していた。5〜6歳児では70％を切っていた。2000年では、1歳児について80％以上の者が「母親」と回答していたが、児の年齢が上がるにつれて、急激に減少し、5〜6歳児では50％を割り込んでいた。この傾向は2010年にはさらに加速され、5〜6歳児では、30％近くの割合となった。

(2) 子どもを預けている者

　お子さんをどこかに預けていますかという問いに「はい」と答えた者の割合を年齢別に図示した。調査年次が上がるにつれて、この割合はどの年齢でも上昇していた。1歳児をみると、1990年では10％であったものが、2010年には23％となっていた。5〜6歳児では、1990年が72％に対し、2010年では90％を超えていた。

(3) 預けている先

　お子さんをどこかに預けていますかという問いに「はい」と答えた者において、それはどこかを問うた結果を図示した。認可保育園と回答した者は、1990年では48％であったのに対し、2010年では53％と若干増加していた。一方、幼稚園に預けているものは減少し、41％から35％となっていた。無認可保育施設についてはどの調査年次においても3％台であった。

2 | 関連政策・施策

　1999年：男女共同参画社会基本法が制定。

　2015年：女性活躍推進法が国会で成立。男女の育児休業取得率が目標値の一つとなった。国家公務員男性の育児休業取得率目標は13％（2020年）。

3 | 関連項目

《M字カーブ》

　女性の労働力率は，結婚・出産期に当たる年代に一旦低下し，育児が落ち着いた時期に再び上昇するという，いわゆるM字カーブを描くことが知られており，近年，M字の谷の部分が浅くなってきている。

《保育の多様化》

　一時預かり、病児保育、夜間保育等、保育の形態がニーズに対応して多様化してきている。また、「子育てを援助してほしい人」と「子育てを応援したい人」が会員となって、一時的に子どもを有償で預かるファミリーサポートセンター事業を実施する自治体が769自治体（2014年）ある。

《保育時間》

　子ども子育て新制度（2015年〜）では、認定こども園・保育所の保育時間が2種類となった。保育短時間が8時間、保育標準時間が11時間となった。

松浦賢長

3 母親の勤務状況

図 1) 母親の勤務形態（1 歳児）

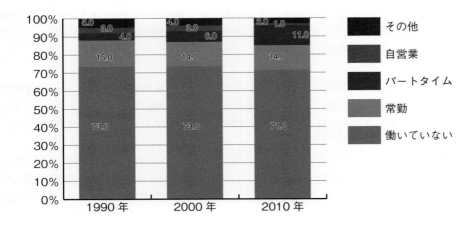

図 2) 母親の勤務形態（3 歳児）

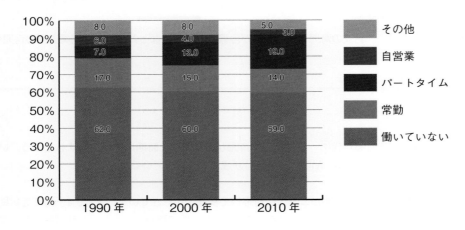

図 3) 母親の勤務形態（5～6 歳児）

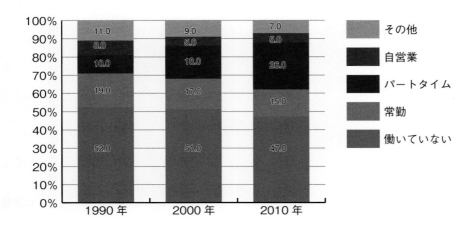

解説

(1) **母親の勤務形態（1歳児）**

　　1歳児における母親の勤務状況・形態を図示した。働いていない者の割合は、どの調査年次においても約7割であった。パート勤務が増加したのに対して、常勤が減少傾向にある。

(2) **母親の勤務形態（3歳児）**

　　3歳児における母親の勤務状況・形態を図示した。働いていない者の割合は、どの調査年次においても約6割であった。1歳児と同様、パート勤務が大きく増加したのに対して、常勤が減少傾向にある。

(3) **母親の勤務形態（5〜6歳児）**

　　5〜6歳児における母親の勤務状況・形態を図示した。働いていない者の割合は、減少傾向にあった。パート勤務が大きく増加したのに対して、常勤が減少傾向にあるのは、他の児年齢でも同様であった。

2 関連政策・施策

2013年：労働契約法（2007年〜）が改正され施行。有期労働契約が繰り返し更新されて通算5年を超えた際には、無期労働契約への転換が可能となる。

2015年：パートタイム労働法（1993年〜）が改正。正社員と差別的取扱いが禁止されるパートタイム労働者の対象範囲が拡大され、短時間労働者の待遇の原則が新設された。

3 関連項目

《非正規雇用》

　　労働力調査によると、雇用者に占める非正規雇用者の割合が1990年には20%であったものが、その後増加を続け、2016年には37%となっている。

《雇い止め》

　　有期労働契約の更新繰り返しにより、一定期間雇用を継続したにもかかわらず、突然、契約更新をせずに期間満了をもって退職させること。社会問題化した。

《ワーキングプア》

　　働いていながらも貧困といってもよい生活苦にある状態（失業ではない）。賃金構造基本統計調査によれば、年収200万円未満の者は増加傾向にあり、現在は約1000万人である。シングルマザー家庭もワーキングプアのリスクが高いといわれる。

《マタニティハラスメント》

　　以下の状況などが該当する。①産前休業の取得を上司に相談したところ、「休むなら辞めてほしい」など解雇を示唆されること、②通勤の負担緩和のため時差出勤を申し出たところ、同僚から「自分なら時間通りに出勤する。あなたもそうすべき。」と繰り返し言われ制度の利用をあきらめざるを得ない状況となっている、③妊娠したことを同僚に伝えたら、「自分なら今の時期に妊娠しない。あなたも妊娠すべきでなかった。」と繰り返し言われ、就業するうえで看過できない程度の支障が生じていること。

松浦賢長

4 母親の心身の状況と時間的余裕

図1) 幼児健康度調査：第2〜4回　Q4 心身の状況の割合 「心身ともに快調」

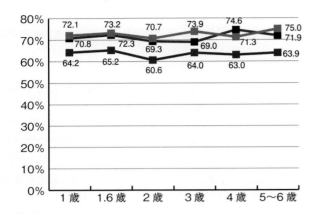

図2) 幼児健康度調査：第2〜4回
Q8) ゆっくりと過ごせる「はい」

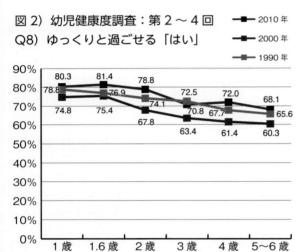

図3) 幼児健康度調査：第3回・第4回
Q9) 自分の時間「はい」

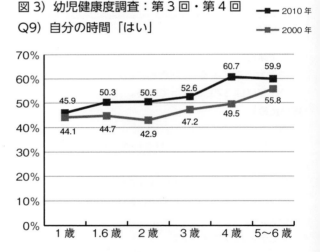

1 解説

(1) 心身の状況

　　3回の調査を通じて各期ともに2歳児での「お母さんの気持ちや体の調子」が低い傾向にある（70.7%、60.6%、69.3%〈調査の古い順から〉）ことがわかる。おそらく2歳頃にピークに至る「イヤイヤ期」の影響によるものと考えられる。

　　調査時期の比較では1990年調査では2歳児の70.7%から5〜6歳児の75.0%と7割をいずれの年齢でも超えている。2010年調査では2歳児、3歳児（69.3%、69.0%から4歳児の74.6%)で年齢間の相違は別にしてもおおむね約7割が心身ともに快調が1990年調査と同程度になっている。

　　それに対して、おおむね2000年調査では低い傾向にある（2歳児60.6%から1歳半児の65.2%の中で推移）がこれは社会的な支援のあり方があまり整っていない時期であったことが推測できる。また、いわゆる2000年問題が上がってきた時期とも重なっていることもあるだろう。

　　その後は子育て支援センターが全国的に整備されるなど母親支援（母子支援）が普及していくことによるものと考えられることから社会的な支援の仕組みがそれなりに功を奏していると思われる。ただし、全体を通しておおむね2歳から3歳児にかけてはやや低い傾向にあり、育児への困難感が高まる傾向があるものと思われこの時期にお

いてもう一段の支援が必要かと思われる。そうした点では1歳半健診から歯科の2歳、2歳半健診時を含めて3歳児健診に至る期間に多くの関わりを持つ市町村における乳幼児健診時の保健師、臨床心理士などの発達相談や心理相談が大きな役割を果たす必要がある。

(2)　ゆっくり過ごせる時間

「お母さんはゆっくりお子さんと過ごせる時間があるか」と言う質問にあると答えた割合が、3回の調査を通じて高低はあるものの、対象児の加齢に伴う右下がりの傾向にあることがうかがえる。すなわち、子どもの年齢が上がるに従って徐々にゆとりがなくなる割合が増えていくようである（1990年調査では1歳児78.8％から5〜6歳児65.6％、2000年調査では1歳児74.8％、1歳半児75.4％、5〜6歳児60.3％、2010年調査1歳児80.3％、1歳半児81.4％、5〜6歳児68.1％）。いずれも15ポイント前後、1〜1歳半児に比べて5〜6歳児では低くなっている。これは調査対象児が年長であるほど、年少のきょうだいを抱えている（弟や妹がいる）可能性が高く、あるいは5〜6歳児の年長対象児よりもさらに年長のきょうだい（兄、姉）がいる可能性もあり、多くの子どもをみていけば必然的に子どもに関わる時間等は増えるであろうが、他方では、母親はゆとりが失われていくものと思量できる。

前項目の「お母さんの気持ちや体の調子」頻度（％）は心身の調子を訊ねているけれどもこの項目は時間的なゆとり、いいかえるとこころのゆとりに関わるものであって、おそらく両項目は正の相関関係があると思われる。こころのゆとりにもつながるゆっくりした時間を子どもと過ごすことができるならば心身の調子も整いやすくなるであろう。

今回調査を年齢別で見てみるとここでも前項と同様に2歳から5〜6歳にかけて低くなる傾向があり、これも同様に子どものイヤイヤ期やその後の反抗期の影響や上述したようなきょうだい関係への対応が関係している可能性が高い。

(3)　自分のために使える時間

1990年調査に入っていない項目であるが2回の調査を比較すると、2000年での「自分のために使える時間がある」と答えた割合が2010年には増加する傾向が認められる。また、いずれも対象児の年齢が上昇するにつれて使える時間が増えている。ただし、頻度は約45％から約60％にとどまっている。それでも増えていくのは、4歳児以上の対象児では主に幼稚園へ子どもが登園している間の時間的なゆとりが反映されている可能性は高い。ただし、割合としては60％程度にとどまっていることに留意する必要がある。

先述の「お母さんはゆっくりお子さんと過ごせる時間が」ある割合が3回の調査を通じて約60％から80％程度であることや、「お母さんの気持ちや体の調子」が心身ともに快調である割合（％）が約60％から75％あることと比べると、低いことが分かる。なお、対象児の年齢が上昇するにつれて「自分のために使える時間」的余裕が「ゆっくり過ごせる」と逆の相関関係にある、つまり前者が年齢とともに上昇するのに対して後者は低下する。対象となっている児が年少児であって上に兄や姉がいるならばその分、自分のために使える時間が増えると認識する母親が上昇傾向にあるのは頷ける。ただし、対象児が年長児で下に妹や弟がいるならば、ゆっくりした気分が低下する可能性が高い。

いずれにせよ、この両項目は子どもとの関わりの時間と自分の時間の相違があり、この両者がどのような関係になるかは個々の家庭内の状況の相違が反映すると考えられる。

2　関連政策・施策

標準的な乳幼児期の健康診査と 保健指導に関する手引き
厚生労働省ホームページより
https://www.mhlw.go.jp/file/06-Seisakujouhou-11900000-Koyoukintoujidoukateikyoku/tebiki.pdf

恒次欽也

5 自信・困難感

図 1) 幼児健康度調査：第 3 回・第 4 回　育児に自信がもてないことがありますか　「はい」

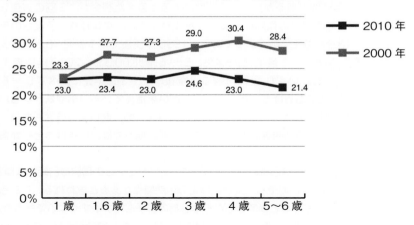

図 2) 幼児健康度調査：第 3 回・第 4 回
　　　育児に自信がもてないことがありますか

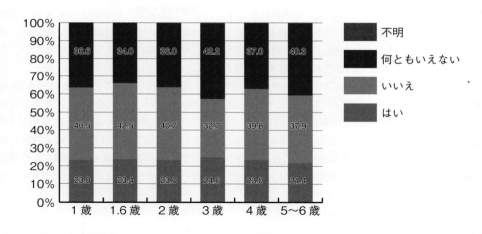

図 3) 子育てに困難を感じることがありますか　「はい」

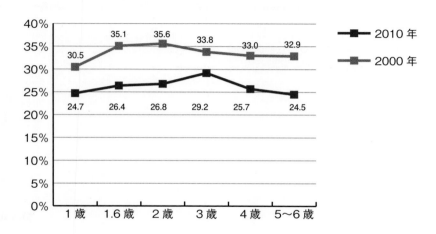

1 解説

(1) 育児に自信がもてないこと（推移）

2010年の調査では「自信が持てない」割合は対象年齢いずれも1歳児から5-6歳児まであまり変わらず、21.4％から24.6％の範囲で推移している。比して2000年調査では1歳半過ぎから基本的には上昇傾向にあり27.3％から30.4％の間を推移している。1歳児ではともに23％台でほとんど変わらない。育児への自信のなさは2000年調査に比べて全体的には低下しているといえる。前掲の項目でも述べたが2000年以降の子育て支援の成果の一端がうかがえると思う。子育て支援センターなどへの参加によりスタッフによる支援のみならず、ほぼ同年齢の児を持つほかの母親たちとの交流がお互いの子育てへの自信を支えていく役割を果たしているものと思う。また、後述する父親による母親への精神的な支えなどの増加などもプラスに働いていると思われる。

(2) 育児に自信がもてないこと（年齢別）

今回調査で3件法（はい　いいえ　何ともいえない）により選択した結果であるが「はい」が21.4％から24.6％で特徴として年齢要因はあまりおおきな差がないということである。「いいえ」は32.7％％から42.5％で10ポイントの差があり、「何ともいえない」が34％から42.2％でこれは8ポイントほどの差がある。「はい」に差があまりない分、「いいえ」か「何ともいえない」の間で見解が移動しているといえる。全体としては多少の異同はあるものの基本的には「いいえ」「何ともいえない」が拮抗している。

いずれにせよ自信が持てないが20％強あり、要注意にある母親がかなりいることが分かる。「何ともいえない」層はおそらくその折々に自信が持てるようでもあり、持てないようでもあり、決めがたいと言うことと推測できるのでこうした層を含めて考えると母親たちは迷いつつ育児をしているものと考えられる。子育ては迷いながら育てていくのが通常のことと思われるが、子育てへの自信の喪失は適切さを欠くものである。やはり、こうした子育ての自信感を支えるものは上にも述べた母親自身の自己肯定感なども関係あると思われるがこうした自己肯定感を支えるのは夫（子どもにとっては父親）や祖父母世代を含めた家族や地域の子育て支援である。また、次項でも述べたが母親自身の経験値や知識の不足なども大きな要因となり得る。

(3) 子育てへの困難感

子育てへの自信感の裏返し、あるいは子育ての自信感を失わせるものの一要因が「子育てへの困難感」である。

2000年調査では調査年齢間では30.5％から35.6％と大きな差は認められないが2010年調査は24.5％から29.2％と同様に年齢間の差はそれほど大きくはない。両調査を比べると2000年調査が高い傾向にある。言い換えると全体的には育児困難感は約6ポイントから約10ポイント程度、低下していることが分かる。子どもへの虐待ケースの報告が増加する中で育児困難感が低下している母親が増えてきているというのは矛盾しているように感じられるかもしれない。実際の虐待、行動化する母親は後述の虐待しているかもしれないと思う母親は多くとも20％強であるから、育児困難感と行動化する虐待とはその心性は同一とはいえないことを示しているのだろう。行動化に至る心性はもっと事例的に検討されるべきものかと考える。

また、母親たちが子どもたちへの対応に対する経験値が低かったり、子どもの気質への知識不足や、親準備性が十分に発達してきていないことなども要因としてある。

なお、「育児困難感」という用語であるが、わたしたちが長年にわたって検討し、母親の育児不安の要因となっているのはこの育児困難感であり、母親には育児困難感があり、そのタイプは二つあると言うことを示してきた[1][2]。すなわち、育児困難感タイプⅠの心性は子どもへのネガティブな感情を中心とする能動外罰的なものであり、育児困難感タイプⅡは育児への自信のなさを中心とした受動内罰的心性をもつものと考えられた。のちに各困難感に影響を与える要因の評価も含めた「子ども総研式育児支援質問紙」として発刊した。

2 関連政策・施策

虐待に関する項目参照

3 関連項目

虐待に関する項目参照

恒次欽也

引用文献

1）川井尚ほか　育児不安に関する臨床的研究Ⅱ－育児不安の本態としての育児困難感について－日本総合愛育研究所紀要，３２集，1996
2）川井尚ほか　育児不安に関する臨床的研究Ⅲ－育児困難感のアセスメント作成の試み－. 日本総合愛育砺究所紀要，３３集，1997.

6 虐待と思う者

図1）幼児健康度調査：第3回・第4回　虐待していると思う　「はい」

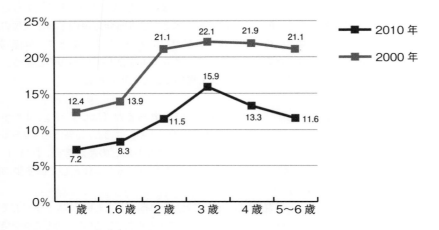

図2）幼児健康度調査：第4回（2010年）　どのようなことですか

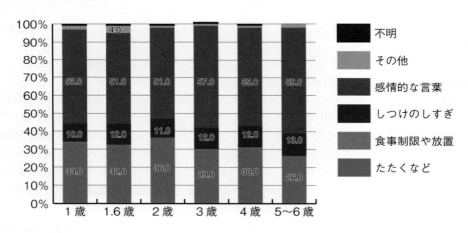

図3）幼児健康度調査：第3回（2000年）　どのようなことですか

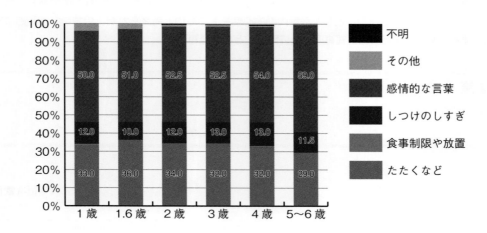

図 4）児童相談所虐待相談件数の推移

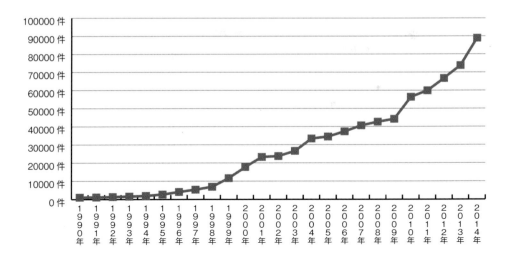

---

1 解説

（1） 虐待していると思う割合

「虐待していると思う」というのは自分の育児の中の子どもへの関わりを振り返ったときに感じる、「虐待感」というものであってこれを直ちに「虐待行動」と解することはできないことに留意すべきである。母親たちの多くは筆者が相談を受けているところからするとしつけの範囲と思いたいが実際には子どもの心身を傷つけているのではないかという思いを抱き自責感情に悩まされている。丹念に面接をしていくことで母親たちのこうした自責感情が救われることは多く経験するところである。

その上で、2000 年調査（12.4％から 22.1％間で推移）に比して 2010 年調査では（7.2％から 15.9％間で推移）5 ポイントから 10 ポイント程度、こうした虐待感が低下していることに着目される。

年齢を追えばもっともプラトーに達するのは 2 歳から 4 歳にかけてで 2000 年では 5～6 歳まで尾を引いているのが目立つ。この年代はいわゆるしつけに関わるものでなかなか習慣化させたい行動が身につかない（いつも同じことを言ってもなかなか言うことを聴かない、ルールを分かってもらえないなど）で苦労するのであって母親たちがもっとも子どもたちを叱る、あるいは怒る頃合いといえる。その際に、次項で挙げられているような言い過ぎる（感情的にネガティブなことばを投げかける、大声で怒鳴る）、やり過ぎる（つい叩いてしまう）など、がそう思うきっかけとなっているものと思う。

いずれにせよ母親たちの 10％強がこうした虐待感をもっているということに対して夫や周囲の祖父母、あるいは地域の子育て支援センター、保育所、幼稚園のスタッフなどが児童相談所等と密接な連携を保ちつつ個々のその実態を把握し、早期に介入していくことが求められている。

（2） 虐待していると思う内容

本項目は「虐待していると思う」に対して「はい」と回答した母親たちの内訳であるので、それ以外はあてはまらないとする回答が多いことにまず留意しておく必要がある（前項目の 2010 年調査では一番多い 3 歳児でも約 85％の母親が虐待しているとは思っていない）。

2010 年調査では感情的なことばがいずれの年齢においても 50％を超えている。5～6 歳児では約 60％で、叩くなどは 1 歳児から 4 歳児まではおよそ 30％、5～6 歳児では約 30％弱と若干減っている。しつけのしすぎは 10％内外である。

こうした傾向は 2000 年調査からあまり変わっていないことがわかる。

　なお、虐待しているのではないかという行動はおおむね変わりがないけれども両調査の標本数が異なるためにそのままの頻度数を比較できない。

　いずれにせよ、こうした虐待しているのではという行動は、一つだけでなくそれが組み合わさって児に与えられている可能性が高い。

　いずれにせよこうした行動化は子どもへの対応の仕方がよく分からないところから来ている可能性が高く、とりわけ乳幼児健康診査（こうした調査項目は乳幼児健診時の事前の問診票などにも使用されている場合がある）、や４カ月児までの赤ちゃん訪問などの育児相談が可能なおりに具体的な実態の把握（虐待しているかどうかの認定だけでなく母親たちの気持ちの受け止めを含めて）に努めるとともに、その対応の仕方について相談を受ける必要がある。また、子育て支援センターを利用する母子も多いことからそうした場において母親への啓蒙や講習、相談などが必要になるだろう。

　一人っ子ではなくきょうだいがいる場合には母親はとりわけきょうだいのけんかなどへの対応などに悩み、こうした行動化を促すことになりかねない。筆者は子育て支援センターなどで「きょうだい関係」のあり方について母親たちに話をする機会がある。こうした機会を増やすことも支援の一助となるだろう。

　なお、今回調査は母親が主な回答者であるので父親がどのような認識をしているかの把握が父親の虐待が問題となることを思えばきわめて必要なことがらと言える。

⑶　児童相談所虐待相談件数

　図表は平成 16 年度から平成 24 年度（速報値）までの虐待相談件数をグラフ化したものであるが、あきらかに右肩上がりになり、それもここ数年は上昇傾向が著しいことが分かる。これは相談件数であって虐待件数でないことに注意する必要がある。なお、虐待通報に基づく数値も含まれているために実態は虐待でない場合も含まれている。これは、社会的な虐待に関する認知度の高まりから、近隣からの通報そのものが増えていることも影響している。他方、相談件数に上がらない虐待の実態は事件になってから明らかになることしばしばみられる。児童相談所の機能や人員増、関係機関との連携などがこれまで以上に求められてきている。

2　関連政策・施策

　これまで述べてきたことに関する関連政策・施策については下記の厚生労働省、内閣府等のホームページを参照されたい。

・厚生労働省ホームページ　子ども・子育て
　　https://www.mhlw.go.jp/stf/seisakunitsuite/bunya/kodomo/index.html
・内閣府ホームページ　子ども・子育て本部　https://www8.cao.go.jp/shoushi/index.html
・児童虐待の防止等に関する法律
　　https://elaws.e-gov.go.jp/search/elawsSearch/elaws_search/lsg0500/detail?lawId=412AC1000000082
・厚生労働省ホームページより　児童相談所全国共通ダイヤルについて
　　児童相談所全国共通ダイヤル１８９（いちはやく）にかけると、発信した電話の市内局番等から当該地域を特定し、管轄の児童相談所に電話を転送します。

　　　　　主な転送パターン
　　　　　(1) 固定電話からかけた場合
　　　　　発信した電話の市内局番等から管轄が特定できれば、そのまま児童相談所へ転送。
　　　　　特定できない場合は、ガイダンスに沿って発信者にお住まいの地域情報を入力してもらい、管轄児童相談所を特定。
　　　　　(2) 携帯電話から発信した場合
　　　　　ガイダンスに沿って発信者に居住地の郵便番号（7 桁）又はお住まいの地域情報を入力してもらい、管轄児童相談所　を特定。

・厚生労働省ホームページより

　虐待の定義、児童虐待の現状など

　https://www.mhlw.go.jp/stf/seisakunitsuite/bunya/kodomo/kodomo_kosodate/dv/about.html

　　　児童相談所の児童虐待の相談対応件数（平成 26 年度）は、児童虐待防止法施行前（平成 11 年度）の 7.6 倍に増加（88,931 件）。虐待死はほとんどの年で 50 人を超えている。

・内閣府ホームページより

　地域の実情に応じた子ども・子育て支援

　https://www8.cao.go.jp/shoushi/shinseido/outline/index.html

　　　利用者支援、地域子育て支援拠点、放課後児童クラブなどの「地域子ども・子育て支援事業」の充実　教育・保育施設を利用する子どもの家庭だけでなく、在宅の子育て家庭を含むすべての家庭及び子どもを対象とする事業として、市町村が地域の実情に応じて実施していきます。

恒次欽也

7 父親の育児

図 1) 幼児健康度調査：2 回〜 4 回　Q10 父親の育児「している」

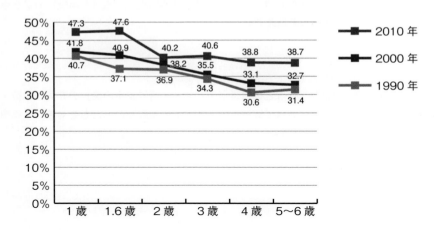

図 2) 幼児健康度調査：3 回・4 回　父親は精神的な支えになっている　「はい」

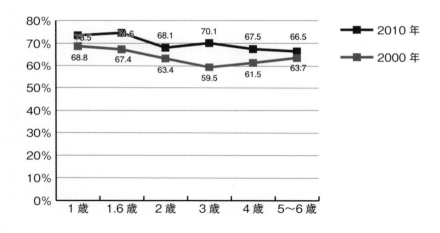

図 3) 幼児健康度調査：2 回〜 4 回　父親は子どもとよく遊ぶか「はい」

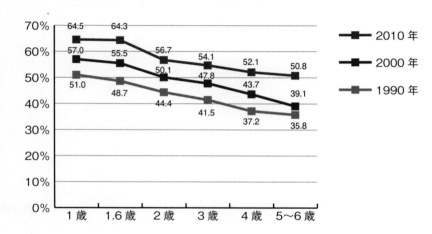

(1) 父親の育児

　父親の育児項目は回答者のほとんどが母親であるためにおもに母親側から見た結果である。その上で全体的傾向としていえるのは、ひとつは3回の調査毎に徐々に育児をしている割合が増加する傾向にあること、具体的には1990年調査では30.6％から40.7％、2000年調査では32.7％から41.8％、2010年調査は38.7％から47.6％の範囲にあることからいえる。全体的に見れば父親側の育児に関する意識が変わってきており、積極的かどうかはわからないが妻から見ても育児の度合いは上がっているといえる。近年は父親が育児することがイクメンと称されこうしたことも育児を促しているかもしれない。

　ふたつには調査時期に関係なく対象児の年齢が上がるに従って育児をしている割合が低下していく傾向があることである。2010年では1歳47.3％、1歳半47.6％であるのが徐々に低下して4歳児38.8％、5～6歳児では38.7％、5割近くから4割弱へと減少する。

　これは対象児の加齢に伴って父親の仕事上の役割が重くなり、忙しくなってくること、すなわち父親の仕事と育児両立＝ワーク・ライフ・バランスがとりにくくなってくることが一因としてあげられるだろう。その分、母親への負担が重くなってきていることが予想され、このことが母親から見た夫の育児参加度や、母親自身の育児への困難感などにも影響を与えている可能性がある。

(2) 精神的な支えとしての父親（夫）

　父親は「あなた（お母さん）の相談相手、精神的な支え」になっているかという調査は2回分だけであるが2000年調査では各年齢ともにおおむね60％台あるいはその近くにある。2010年調査では約70％前後となっている。ようするにおよそ3から10ポイント程度、前回調査よりも今回調査は増加していることが分かる。年齢的には1歳半くらいまでが高い傾向があるが、前回では5～6歳で再度、上昇するが今回調査では2歳以降あまり変化はなく、5～6歳で前回とほぼ同じ程度になっている。

　前項目の父親の育児に比べて相談相手や精神的な支えという、具体的な育児養育行動よりもこころ・精神的な事柄へのサポートが多いと言うことが分かる。

　われわれの父親役割の研究の中で母親が期待するのは精神的な支えが一番多かった[1]。具体的には妻が思う父親役割として選択されたものの上位は、わたし（妻）の相談相手・精神的な支え（67.4％）、母親の役割の肩代わりをする（31.7％）、仕事を通して経済的保証（30.1％）、子どもの社会的自立の援助（29.5％）が上位4位までである。夫側が自己が考える父親役割としては妻の相談相手・精神的な支え（38.2％）、仕事を通して経済的保証（38.2％）で同順位、子どもの社会的自立の援助（36.6％）、母親の役割の肩代わりをする（27.9％）などが上位4位までであった。つまり、母親（妻）としては子どもの父親としての役割よりも夫として自分（妻）を支えてほしいとしたものである。

　今回の結果においても実際に前項目とこの項目とを比較すれば実態としても夫役割が重視されていることが分かる。育児にともなう困難感やしつけのありかたなど直面する子育ての課題に対して父親として話を聞いて自分（母親）を支えて欲しいということなのだろう。通常、父親には育児養育行動をとることが課題として挙げられることが多いようであるが、母親（妻）としては一家の柱として支えてくれることが評価されているのかもしれない。

(1) 子どもと遊ぶ父親

　「お父さんは子どもとよく遊んでいますか」は、調査時期に関係なく、児の年齢の上昇にともない遊び相手をする割合が減少している。1歳頃に比べると5～6歳頃には各年とも約14、5ポイント程度の顕著な減少傾向を示している。

　ただし、調査を重ねるに従って、よく遊ぶと答えた割合は全体的に増えている。2010年調査の5～6歳児では50.8％であるがこれはほぼ1990年、20年前の1歳児との関わりに匹敵する。

　児の加齢に伴うよく遊ぶ割合の減少は母親の負担増を意味している可能性が高く、母親にとっては父親への不満を募らせる要因となるだろう。繰り返しになるが父親の育児参加の項でも述べたように対象児の加齢に伴って父親の仕事上の役割が重くなり、忙しくなってくること、すなわち父親の仕事と育児両立＝ワーク・ライフ・バランスがとりにくくなってくることが一因としてあげられるだろう。

　ここ 20 年間を比べれば子どもの遊び相手になる父親が増えてきているのはいわゆる「イクメン」など父親のあり方に関する社会的な関心が高まりそうした傾向へ多少なりとも対応していこうとしている父親たちの表れといえるかもしれない。

２　関連政策・施策

厚生労働省ホームページから

父親の仕事と育児両立読本～ワーク・ライフ・バランス　ガイド～ 2016 年 11 月発行

https://www.mhlw.go.jp/bunya/koyoukintou/pamphlet/09.html

　　目次

　　表紙・はじめに・INDEX

　　妊娠・出産・子育て期の父親の役割

　　仕事の兼ね合いや調整をどうつけるか

　　どうする？ 父親の育児休業

　　共働き夫婦のワーク・ライフ・バランス

厚生労働省ホームページより

「イクメンプロジェクト」リーフレット 2016 年 2 月発行

https://www.mhlw.go.jp/bunya/koyoukintou/pamphlet/10.html

厚生労働省ホームページ　子ども・子育て

　https://www.mhlw.go.jp/stf/seisakunitsuite/bunya/kodomo/index.html

内閣府ホームページ　子ども・子育て本部

　https://www8.cao.go.jp/shoushi/index.html

恒次欽也

引用文献

1）川井尚ほか　父親・男性研究Ⅱ－両親の回答比較から－日本子ども家庭総合研究所紀要（第 39 集）2003

8 日常の相談相手

図 1) 日常の育児の相談相手は誰ですか 「夫婦で相談する」

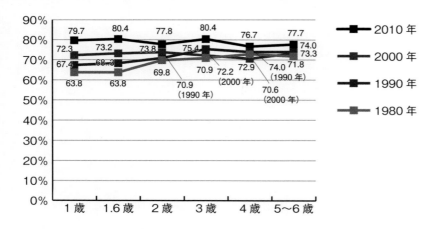

図 2) 日常の育児の相談相手は誰ですか 「近所の人」

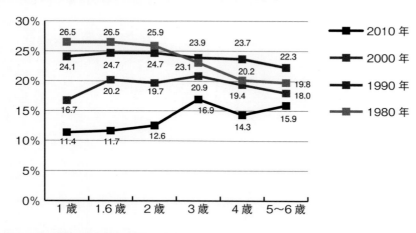

図 3) 日常の育児の相談相手は誰ですか 「インターネット」

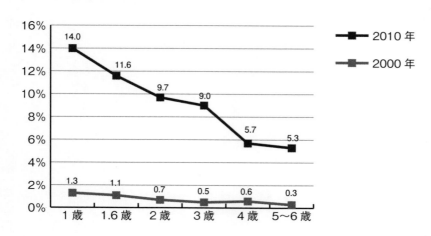

(1) **日常の育児の相談相手は誰ですか**

　　日常の育児の相談相手を 2010 年値で見ると、全体では夫婦で相談する場合が 77％から 80％と最も多く、次に祖父母に相談するが 63％から 70％、友人が 64％から 67％、近所の人が 11％から 17％、かかりつけの医師が 7％から 14％、保育士・幼稚園の先生が 15％から 38％の順に多かった。保健師・助産師は 4％であった。相談相手が無いは 1％であった。これらの値については、保育士・幼稚園の先生を除いて、児の年齢による大きな差は認められなかった。

　　1980 年・1990 年・2000 年値との比較では、夫婦で相談する場合が 1980 年では 64 〜 73％、1990 年では 67 〜 75％、2000 年では 71 〜 73％で、今回が過去 3 回よりも全ての年齢層で 5 〜 10％ほど高かった。夫婦で相談する割合が、ほぼどの年齢層でも増加する傾向が見られた。

祖母（または祖父）

　　1980 年・1990 年・2000 年値との比較では、祖父母を相談相手とする割合が 1980 年では 25 〜 41％、1990 年では 35 〜 48％、2000 年では 42 〜 57％で低年齢層ほど祖父母に相談する割合が高い傾向にあった。過去の調査と比較して、今回は 63 〜 70％と全ての年齢層で増加した。核家族化の中で、祖父母への相談が増えたのは良い傾向である。ただし、身近に相談する人がいないことの反映ととらえれば問題になろう。

友人

　　1990 年・2000 年値との比較では友人を相談相手とする割合が 1990 年では 28 〜 32％、2000 年では 48 〜 50％で、今回は 64 〜 67％で調査毎に 15 〜 20％ずつ増加している。インターネットやスマホを介して、友人への相談は今後も増加すると予想される。

(2) **近所の人**

　　1980 年・1990 年・2000 年値との比較では、近所の人を相談相手とする割合が 1980 年では 20 〜 27％、1990 年では 22 〜 25％、2000 年では 17 〜 21％で今回の調査では 11 〜 17％で過去 3 回に比べ 5 〜 15％も低い傾向であった。今の保護者世代は、小さい頃から「知らない人には用心しなさい」と言われてきた世代であることから、近所付き合いが上手にできない人が多くなるのは当然と考える。

かかりつけ医師

　　1980 年・1990 年・2000 年値との比較では、かかりつけの医師を相談相手とする割合が 1980 年では 10 〜 13％、1990 年では 8 〜 11％、2000 年では 6 〜 8％で今回の調査では 7 〜 14％で過去 3 回に比べ一定の傾向は認めなかった。

保育士・幼稚園の先生

　　1980 年・1990 年・2000 年値との比較では、保育士・幼稚園の先生を相談相手とする割合が 1980 年では 3 〜 10％、1990 年では 4 〜 19％、2000 年では 8 〜 24％で今回の調査では増加し 16 〜 38％で過去 3 回に比べ 10 〜 20％も高い傾向で、調査年毎に増加し、さらに年齢層が上がるほど高くなる。地域の付き合いが減少した一方で、定期的に通園する場にいる保育士・幼稚園の先生の役割は増してくる。保護者の悩みはじっくり聞いてもらい、受け止めてもらう(傾聴)ことで解決することも多く、保育士・幼稚園の先生への相談は今後も重要性を増していく。

(3) **相談相手はインターネット**

　　インターネットを利用しての育児の相談を 2000 年値と比較すると、2000 年では 0.3 〜 1.3％と低く、今回の調査では増加し 5.3 〜 14％で、前回に比べ 5 〜 13％も高くなる。インターネットの利用は低年齢に多く、児童の年齢が上がるとともに減少していく。子どもを実際に見ているわけではないインターネットでの相談は年とともに減少し、子どもを実際に見ている保育士・幼稚園の先生を相談相手とするのは年齢とともに増加していく、好対照の結果である。

　　　　　　　　　　　　　　　　　　　　　　　　　　　　　　　　　　横井茂夫

9 妊娠・出産の満足感

図 1) 妊娠、出産した時の状況について満足している「はい」

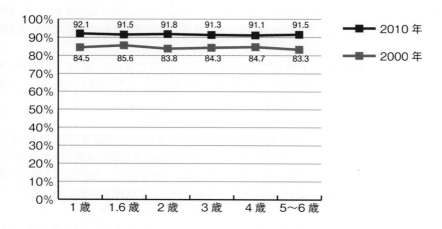

図 2) 妊娠・出産に満足している内容

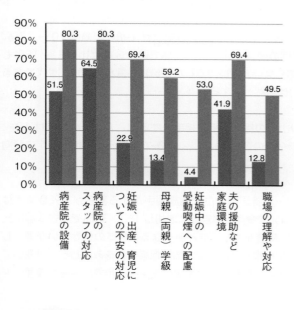

図 3) 妊娠・出産に満足していない内容

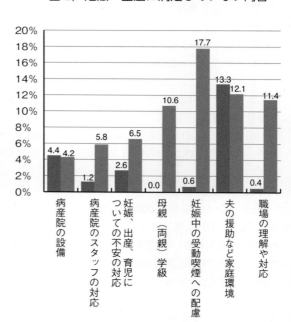

1 解説

(1) 妊娠・出産への満足

　対象児を妊娠、出産した時の状況について満足しているものの割合を図に示した。満足しているものの割合は 2000 年では 83％から 85％、2010 年では 91％ から 93％と、年齢別にあまり差がなかった。2000 年から 2010 年にかけて、満足しているものの割合が 8 ポイント程度、明瞭に増加していた。

(2) 満足している内容

　妊娠・出産に満足している内容を図に示した。いずれの内容においても、2000 年から 2010 年にかけて満足しているものの割合が増加していた。特に増加が著しかったものは、「妊娠・出産・育児についての不安への対応 22.9％ → 69.4％」、「母親 (両親) 学級」13.4％ → 59.2％、「妊娠中の受動喫煙」4.4％→ 53.0％「職場の理解や対応」12.8％ → 49.5％ であった。

(3) 満足していない内容

　妊娠・出産に満足していない内容について、図に示す。(1) において、満足していないと答えたものの割合は減少していたが、満足していない内容について答えていた割合は必ずしも減少していなかった。「病産院の設備」「夫の援助などの家庭環境」はやや減少していたが、その他の項目では、著しく上昇しているものが多かった。

2 関連政策・施策

　2012（平成 24）年に子ども子育て三法が制定され、2015（平成 27）年、子ども子育て新制度がスタートした。地域子ども子育て支援事業がその中に位置づけられ、その一環として、子育て家庭地域包括支援事業が立ち上がり、2016（平成 28）年の母子保健法改正や児童福祉法改正などを経て、法的根拠に裏付けられるようになった。

3 関連項目

　調査では妊娠・出産にはほぼ満足しているという結果が出たが、ハイリスクのケースを中心として妊娠期からの切れ目ない支援のニーズは高い。少子化、核家族化、地域のつながりの希薄化等により、地域において妊産婦やその家族を支える力が弱くなってきており、妊娠・出産・子育てに係る父母の不安や負担が増えてきていることから、より身近な場で妊産婦等を支える仕組みが必要である。

　このため、既存の母子保健サービスに加え、妊産婦等の支援ニーズに応じ、必要な支援につなぐ母子保健コーディネーターの配置、産科医療機関からの退院直後の母子への心身のケアや育児のサポートなどを行う産後ケア事業、妊産婦の孤立感の解消を図るために相談支援を行う産前・産後サポート事業といった各地域の特性に応じた妊娠から出産、子育て期までの切れ目ない支援を行ってゆく。2015（平成 27）年度以降は子ども子育て新制度における地域子ども・子育て支援事業の中で実施する位置づけとなった。

　調査では夫の育児参加が増加していることが明らかとなり、良い方向への変化が確認されたが、一層それが容易となるような社会システムの変化が望まれる。

加藤則子

Column

父親の育児　父親の育児不安？

　一般的には育児不安というと母親のそれが言われることが多いが、父親にも育児不安がある。

　私たちが父親に育児不安が認められるかどうかを研究目的に行った日本子ども家庭総合研究所の研究を引用紹介したい。

　研究方法は、これまでの「父親・男性研究」と「母親の育児不安研究」の知見を取り入れ質問紙調査項目を作成した。この質問紙の主な内容は、領域Ⅰ：育児に関する項目、領域Ⅱ：妻に関する項目、領域Ⅲ：家族に関する項目、領域Ⅳ：父親自身の心身の状態に関する項目、領域Ⅴ：妻の心身の状態に関する項目、領域Ⅵ：乳児期に関する項目、領域Ⅶ：0歳児、1歳児、2歳児、3～6歳児の心身の状態に関する項目から成る。調査対象は、0歳から6歳の児をもつ父親1,936名である。整理方法は、①信頼性係数による各領域項目の内的整合性の検討、②各領域間の相関分析、③因子分析を行った。

　主な知見は、単純集計から、父親は地域等の社会資源から孤立していること、子どもの発達についての理解や認識不足があることや子どもの性格や行動についての心配をもっていること、夫婦ともに心身の状態がよくないことなどが指摘できた。

　各領域間の相関関係からは、領域Ⅰ（育児）と領域Ⅳ（父親自身の心身状態）の高い相関が父親の育児不安が関与しているものと推測された。因子分析からは、第1因子「妻の不安・抑うつ状態」、第2因子「父親の不安・抑うつ状態」、第3因子「妻・母親・家庭機能の問題」、第4因子「Diffcult Baby」、第5因子「育児困難感タイプⅠ」（育児不安心性1）、第6因子「育児困難感タイプⅡ」（育児不安心性2）、第7因子「自分自身の親子関係」の7つの因子が抽出された。第5因子「育児困難感タイプⅠ」（育児不安心性1）と第6因子「育児困難感タイプⅡ」（育児不安心性2）は、その構成項目から育児不安心性を示すものと考えられた。第5因子「育児困難感タイプⅠ」は、その構成項目から育児への「自信のなさ・心配・困惑・父親としての不適格感」、第6因子「育児困難感タイプⅡ」は子どもへの「ネガティブな感情・攻撃・衝動性」と名づけられる育児不安心性が認められた。因子分析は1回目に抽出した項目群で再分析を行い、ほぼ同内容であり、内的整合性、因子間の関係もともに認められた。ここで注目すべき知見は、この育児不安の基本構造は、母親の育児不安と同じであること、さらに、育児不安心性Ⅱにみられるように父親の育児不安そのものが虐待へのハイリスク要因であると考えられた。父親と母親の育児不安の基本構造が同一であることは、親という基盤にあるためと考えられるが、父親独自の育児不安心性を見出すことが今後の研究課題といえる。

　以上、示された研究知見は、父親面接を中心にその支援・援助への有用な手掛かりになるものと考える。

恒次欽也

引用元

1）川井尚ほか　父親の育児不安に関する基礎的研究Ⅰ－今後の父親育児不安尺度作成に向けての予備的分析－日本子ども家庭総合研究所紀要，第44集 257－290，2008

虐待の現状

　全国児童相談所への虐待相談件数が 2015 年度は 10 万件を超えた。通告先は児童相談所だけではなく市町村もあるため、相談件数（通告件数）全体では少なくとも 17 万件は超えていると考えられる。一方で、この相談件数のうち、どの程度が虐待と考えられたのか、あるいは虐待が強く疑われたのかという統計は出されていない。今後、国として国際比較もできる統計の提示を考えることが求められている。

　また、厚生労働省が行っている死亡事例検証の数は 80 ～ 110 人程度の検証が行われてきた。第 11 次報告では死亡数が 69 名と減少が見られたが、一時的なものなのかどうか今後の傾向を見守る必要がある。ただし、国の死亡事例検証は、明らかに虐待死と分かったものの検証であり、全ての虐待死を把握できているとは言い難い。本来は、海外で行われてきている子どもの死の検証（Child Death Review；CDR）が必要である。CDR は子どもの虐待死を見逃さないことからスタートしているが、同じく防げる死である事故や自殺の予防にも役立つことが明らかになっている。

　一方、全国で親と離れて社会的養護で暮らす子どもの数は約 4 万 6 千人（2016（平成 28）年 7 月の報告）であり、その半数以上が虐待を受けていた子ども達である。更に、そのうちの家庭養護、すなわち里親委託になっている子どもは約 4,700 人、つまり 1 割に過ぎず、その他は施設入所となっている。海外の先進国と比較すると、人口に比較しての社会的養護は非常に少なく、イギリスの 5 分の 1 以下である。しかも、里親と施設の比率は正反対に、海外では 1 割程度が施設で、その他は家庭（と同じ環境）である里親等で養育されている。つまり、日本ではよほどのことがないと社会的養護とならず、社会的養護のほとんどが施設養護になっているという特別な国である。現在、児童相談所への通告の中で分離保護になるのは 10% 以下であり、ほとんどが在宅となっている。その養育にインテンシブに社会が係わる家庭での社会的養護なども考えられていく必要がある。

　全国児童相談所虐待相談の内訳をみると、相談経路では警察からの通告が増加している。これは警察が担当する DV 相談で子どもがいるときには児童相談所に通告することが徹底されるようになったからである。そのために、医療機関や保健機関からの通告は数として大きな変動はないものの、割合としては減少している。

　その子ども虐待に対する対応は、児童福祉法および 2000 年に成立した子ども虐待の防止等に関する法律に基づいて、なされているものの、子どもの虐待死は後を絶たず、相談件数の 90% 以上を占める在宅支援となるケースへの有効な支援がなされているとは言えない現状があり、それが虐待につながるという指摘もある。

　そこで、厚生労働省は 2015 年 9 月に「新たな子ども家庭福祉に関する専門委員会」を設置して、今後の子ども家庭福祉の方向性を示し、児童福祉法およびその関連法案の抜本改正を行った。改正により児童福祉の理念として、「全て児童は児童の権利条約の精神にのっとり……等しく権利を有する」と、児童が権利の主体であることが明らかにされた。そして、子ども家庭福祉体制の中心を広域から地域へ移行し、できるだけの一元化を図ることで在宅支援の強化を図ること、社会的養護においては家庭と同様の環境での養育の原則が明記された。加えて、児童虐待対応における司法の関与を強める方向性における基盤としての児童相談所の強化が記載された。なお、今回初めて、母子保健法において、虐待予防が母子保健の目的の一つであることが明記され、予防の一環として、子育て世代包括支援センターの設置が記載された。なお、国の責務として、上記の統計の整備や CDR も検討されることが国会で明らかになった。

　子ども虐待は子どもに関する最大の権利侵害であり、その時期の命や身体的危険が生じるにとどまらず、将来にわたる精神的危険の高い環境である。そこから守られることは子どもの権利保障で最も重要な事項の一つである。社会全体で子どもの権利を保障するために、子どもと家庭に支援して、虐待を予防し、早期に介入し、虐待による精神的傷の回復をはかることが求められている。

奥山真紀子

第 10 章
保健・医療サービス

本章の概要

わが国の乳幼児健診は受診率も高く、ほとんどの子どもが受けていることから、より一層の質の確保や地域とのつながりの充実が必要とされている。また、未受診者の対応も重要である。子どもがけがや病気になった時の保護者の不安にこたえ、より適切な受診の仕方につなげられるような工夫が進んでいる。

1 乳幼児健診

2 乳幼児健診事業の実施状況

3 乳幼児健診の現状と課題

4 乳幼児健診事業の評価

5 医療機関

1 乳幼児健診

図 1）乳幼児健診を主に保健所・保健センターで受けた

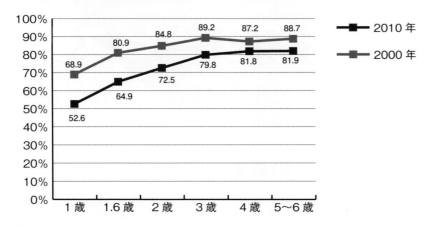

図 2）乳幼児健診の感想

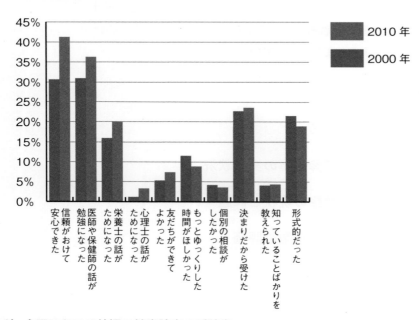

図 3）全国における幼児の健康診査の受診率

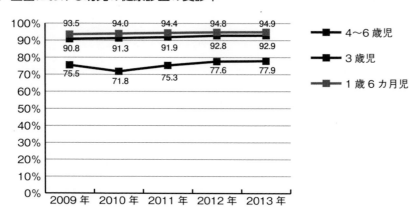

⑴ 乳幼児健診を主に保健所・保健センターで受けた

　　対象児の乳幼児健診を主に保健所・保健センターで受けたものの割合を図に示す。割合は、年齢が上がるほど大きくなる傾向にあり、いずれの年齢でも2000年から2010年にかけて、割合が減少していた。その低下の度合いは低年齢ほど大きく、1歳では16ポイント、5〜6歳では7ポイントであった。

⑵ 乳幼児健診の感想

　　受けた乳幼児健診の感想を選択肢から複数選んで回答したものの割合を図に示す。「信頼がおけて安心できた」をはじめとして、肯定的な内容の選択肢を選んで回答したものの割合は2000年から2010年にかけて増加し、「もっとゆっくりした時間がほしかった」「形式的だった」等の選択肢に回答したものの割合は減少していた。

⑶ 全国における幼児の健康診査の受診率

　　全国における幼児の健康診査の受診率につき図に示す。2009年から2013年にかけて、各年齢において割合の増減はあまりなかった。年齢が低い方に受診率が高く、1歳6カ月児においては93〜95%、3歳児においては90〜93%、4〜6歳児においては75〜78%となっていた。

2 関連項目

　　乳幼児健診を集団から医療機関委託の個別健診に移す傾向がみられている。個別健診にはいつでもどこでも自分で選べる便利さがあり、自治体の財政負担も少ない。しかし、すべての健診を個別健診にしてしまうと必ずその隙間から漏れてしまう人が生じ、未受診者の把握が困難になってくる。健診未受診者の中には虐待のハイリスク群がいる可能性があるという点からは、早期にしかも確実に未受診者を把握できる集団健診の利点は大きい。また、たった一人の医師の目ではなく保健師や心理士、栄養士など多職種が関わっていること、集団の中での親子の観察ができ、気になる親子がいれば介入し、継続支援につなげる機会としていることから受け手にとってもメリットは大きいと考える。親が健診に対して「同年齢の子をもつ親との交流」や「地域の子育て情報を知りたい」という期待をもっていることからは、現代の親子に必要な地域社会との関わりを開始するきっかけの場となることが期待される。利便性という住民側のメリットも重視しつつ、より柔軟な健診システムが構築されると良い。

　　一般的な乳幼児健診の流れは、受付→問診（保健師等）→身体計測→医師の診察→保健指導・二次健診等の予約となっている。

　　近年、健康診査の主な目的が異常の早期発見よりも親同志の仲間づくりや地域の子育て情報提供に変わってきているが、一方で、思わぬ見逃し例があることも看過できない。先天性股関節脱臼患児において、1歳6カ月児健診における歩行の異常や始歩の遅滞によっても疑われず、3歳ごろになり初めて診断され、治療のための手術も困難化しており、乳児期に発見された場合に比べ、かなり予後が変わってきたという事例等が、今もって見られているのも現実である。

加藤則子

引用文献

1) 門脇睦美. 乳幼児健診と保健師活動. 母子保健情報, 2008;58:59-62.

2 乳幼児健診事業の実施状況

表 1) 対象月齢・年齢別の乳幼児健診の実施状況

(1,741 市町村)

健康診査	一般健康審査						歯科健康診査				
	実施あり		実施ありの場合の実施方法				実施あり		実施ありの場合の実施方法		
	市町村数	実施率	集団		個別	一部個別	その他(無回答含む)	市町村数	実施率	集団	個別	一部個別
	市町村数	実施率	市町村数	実施率	市町村数	市町村数	市町村数	市町村数	実施率	市町村数	市町村数	市町村数
2 週間児健診	24	1.4%	1	0.1%	23	0	0	0	0.0%	0	0	0
1 ～ 2 か月健診	516	29.6%	32	1.8%	475	9	0	11	0.6%	9	2	0
3 ～ 5 か月健診	1,725	99.1%	1,364	78.3%	329	27	5	74	4.3%	64	10	0
6 ～ 8 か月健診	860	49.4%	476	27.3%	367	17	0	82	4.7%	70	11	1
9 ～ 12 か月健診	1,419	81.5%	754	43.3%	633	27	5	227	13.0%	189	35	3
1 歳 6 か月健診 (※)	1,738	99.8%	1,663	95.5%	43	27	5	1,736	99.7%	1,643	88	5
3 歳児健診 (※)	1,738	99.8%	1,705	97.9%	15	15	3	1,736	99.8%	1,648	84	5
4 ～ 6 歳時児健診	274	15.7%	258	14.8%	10	6	0	165	9.5%	147	17	1

※福島県の被災地のうち健診を実施していない市町村があるため、1 歳 6 か月健診及び 3 歳児健診は 100％ではない。
母子保健調査 平成 29 年度

図 1) 育児支援に重点を置いた乳幼児健診の実施状況

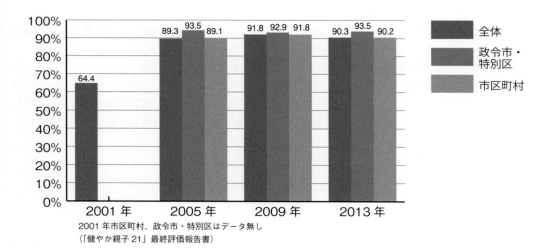

2001 年市区町村、政令市・特別区はデータ無し
(「健やか親子 21」最終評価報告書)

1 解説

(1) 市区町村による乳幼児健診事業の実施状況

　市区町村が実施する乳幼児健康診査（健診）事業は、法令に基づいて実施されている。1歳6か月児健診（満1歳6か月を超え満2歳未満を対象）と3歳児健診（満3歳を超え満4歳未満を対象）は、すべての市区町村で実施されている（母子保健法第12条）。歯科健診もこの時期に、ほとんどが実施している。その他の乳幼児健診（同第13条）の中で、3～4か月児は98.1%、9～10か月児は72.9%で実施されている。1か月児健診は、市区町村事業としての計上数は少ないが、医療機関が有償・無償の医療サービスとして実施していることが多く、ほとんどの乳児が生後1か月で健診を受けている。

　医療機関委託健診（個別健診）を実施している市区町村の割合は、3～4か月児健診19.2%、1歳6か月児健診3.2%、3歳児健診1.4%だが、対象者数は、それぞれ33.9%（3～5か月児健診）、15.6%、6.9%を占める（平成26年度地域保健・健康増進事業報告）。個別健診は、規模の大きな自治体でより多く行われている。

(2) 育児支援に重点を置いた乳幼児健診

　母子保健を取り巻く状況変化に伴い、それまで疾病や障害の早期発見を主目的としてきた乳幼児健診にも、育児不安を抱える保護者への支援の場の役割が求められるようになった。「健やか親子21」では、育児支援に重点を置いた乳幼児健診事業の実施が、自治体の基盤整備の指標の一つとなった。データからは、比較的速やかに全国に浸透した状況が読み取れる。ただ、その事業内容は自治体により様々である。厚生労働省が示した健康診査票（2015年）において、「診察所見」の判定とは別に、「子育て支援の必要性」の判定の記載欄が設けられるなど、自治体間の健康格差を助長しないため　標準化に向けた取組が始まっている。

2 関連政策・施策

　1947年：児童福祉法公布
　1948年：乳幼児健診健康診査を開始（保健所）
　1961年：3歳児健康診査を開始（保健所）
　1965年：母子保健法公布
　1977年：1歳6か月児健康診査を開始（市町村）
　1997年：母子保健法改正（3歳児健康診査の実施主体が市町村に移譲）
　2000年：健やか親子21策定（健やか親子検討会報告書　平成12年11月）
　2015年：厚生労働省雇用均等・児童家庭局長通知（雇児発0911第1号　平成27年9月11日）「乳幼児に対する健康診査の実施について」の一部改正について

3 関連項目

・妊娠期からの児童虐待防止対策

　児童虐待の発生予防には、妊娠期から保健分野と医療分野、福祉分野とが連携して取り組むことが実効性を高める。「健やか親子21（第2次）」の重点課題として、妊娠期からの切れ目のない支援や、乳幼児健診未受診者の把握により、すべての親子に必要な支援を届けることが求められている。2017年の母子保健法の改定で、妊娠期から子育て期にわたる切れ目のない支援を行う「子育て世代包括支援センター」が法定化された。今後、児童虐待の発生予防の対策の広まりが期待されている。

山崎嘉久

引用文献
1)「健やか親子21」最終評価報告書について https://www.mhlw.go.jp/stf/houdou/0000030389.html

3 乳幼児健診の現状と課題

図 1) 自治体（市区町村）が乳幼児健診において優先している健康課題

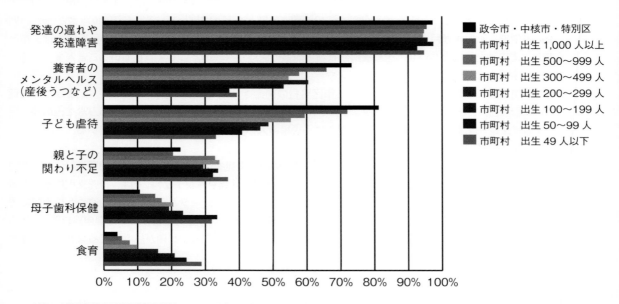

対象：全国自治体の母子保健担当部署 1,742 か所（2013 年 8 月～10 月）。
回答：1,284 件（市町村 1,209 か所、政令市・中核市・特別区 75 か所、回答率 71.6%）
設問：「乳幼児健診事業の実施にあたって、特に優先している健康課題を次から選択してください（優先課題 3 つのみ選択）」。選択肢：a. 子ども虐待、b. 養育者のメンタルヘルス（産後うつなど）、c. 親と子の関わり不足、d. 発達の遅れや発達障害、e. 未熟児、f. アレルギー、g. 慢性疾患・長期療養児、h. 感染症予防・予防接種、i. 母子歯科保健、j. 食育、k. 子どもの事故、l. その他。該当率上位 6 項目を表示。
＊平成 24 ～ 26 年度厚生労働科学研究費補助金（成育疾患克服等次世代育成基盤研究事業）乳幼児健康診査の実施と評価ならびに多職種連携による母子保健指導のあり方に関する研究（研究代表者　山崎嘉久）の調査による。

図 2）自治体（市区町村）が乳幼児健診の実施体制の中で優先している課題

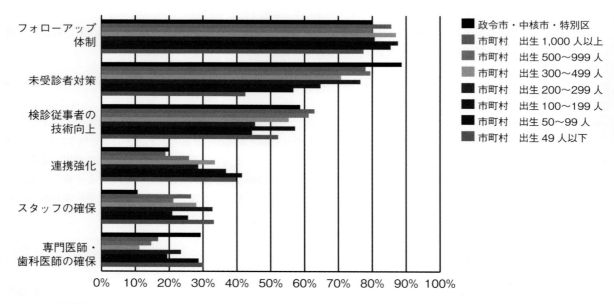

設問「乳幼児健診事業の実施体制の中で、特に優先している課題を次から選択してください（優先課題 3 つのみ選択）」。a. 健診従事者の技術向上、b. 専門医・歯科医の確保、c. スタッフの確保、d. フォローアップ体制、e. 未受診者対策、f. 利便性の向上、g. 連携強化、h. その他。該当率上位 6 項目を表示。

解説

(1) **主な乳幼児健診で取り組まれている健康課題等の現状**

　　乳幼児健診は、疾病スクリーニングから支援対象者の把握や支援など多様な健康課題を取り扱っている。「発達の遅れや発達障害」は、自治体の規模に関わらず９割以上が優先課題としている。「養育者のメンタルヘルス」や「子ども虐待」は、規模の大きな自治体で、「母子歯科保健」や「食育」は、規模の小さな自治体で優先的とされるなど、異なる傾向を認めている。

健診現場では親子の個別の状況に対して、多種多様な保健指導や支援が行われているが、健診対象時期別の主な特徴を、次のようにまとめることができる。

《３～４か月児健診》発育や発達の確認、股関節開排制限を始めとする疾病スクリーニング、授乳やアレルギー、予防接種などの保健相談・指導のニーズが高い。近年、妊娠期から出産、育児期へと継続した支援体制整備が注目されている。支援対象者の把握のみでなく、支援者との関係を結び直す機会と捉えることができる。

《１歳６か月児健診》子どもの発達、特に社会性の発達の状況を把握し、発達支援につなげる取り組みに重点が置かれている。食事・栄養、睡眠などの生活習慣の確立やむし歯予防などの保健指導、親から子どもへのかかわり方にも注目が集まっている。父親と母親の育児上の役割分担、育てにくさなどへの育児不安など多様な相談に対応している。

《３歳児健診》保育園・幼稚園などに通園する子どもの割合が増加し、社会性の発達過程がより明確となる時期である。発達障害等に対する地域の関係機関と連携した療育や発達支援が重要である。検尿、視覚・聴覚検査が広く実施されてきたが、先天性腎尿路奇形、弱視、中程度～軽度の難聴のスクリーニングの機会として、今も重要な役割がある。排尿の自立、TV・DVD の視聴やスマートフォンの利用などの保健指導、子どもの成長に伴って増大する育児不安への対処など多彩な業務が必要となっている。

(2) **乳幼児健診の実施体制の現状と課題**

　　乳幼児健診事業の実施体制の中では「フォローアップ体制」が、自治体の規模に関わらず最優先の課題となっている。発達障害者支援法が施行される以前から、母子保健分野では、発達障害等の把握とその後の支援に幾多の努力を重ねてきたが、就学や就労へと連続した支援とフォローアップ体制の確立には未だ多くの課題がある。「未受診者対策」は、子ども虐待の未然防止の視点が加わり、すべての親子に必要な支援を届けるため、未受診者確認の期限や他機関との連携方法に関する標準的な取り決めが必要となっている。「健診従事者の技術向上」のためには、市区町村のみでなく、都道府県・保健所と連携した研修事業の実施が必要である。

2　関連政策・施策

1990 年：３歳児健康診査に視聴覚検査を追加
2004 年：発達障害者支援法

3　関連項目

・精度管理

　疾病スクリーニングの精度管理は不十分な状況にある。支援対象者に対する支援の評価も含め、健診後のフォローアップに対する標準的な評価指標の策定と、都道府県・保健所と連携した評価体制の構築が必要である。

山崎嘉久

4 乳幼児健診事業の評価

表 1) 幼児健健診事業に対する評価の状況（母子保健課調査、2017（平成 29）年度）

指標名：乳幼児健康診査事業を評価する体制がある市区町村の割合（1,741 市区町村）		指標名：市町村の乳幼児健康診査事業の評価体制構築への支援をしている県型保健所の割合（47 都道府県、368 県型保健所）	
① 母子保健計画＊において、乳幼児健康診査に関する目標値や指標を定めた評価をしている。	1,072（61.6%）	① 都道府県の母子保健計画＊において、乳幼児健康診査に関する目標を定めて評価している県型保健所数	224（59.6%）
② 疾病のスクリーニング項目に対する精度管理を実施している。	397（22.8%）	① 都道府県の母子保健計画＊において、乳幼児健康診査に関する目標を定めて評価している県型保健所数	92（24.3%）
③ 支援の必要な対象者のフォローアップ状況について、他機関と情報共有して評価している。	1,371（78.7%）	③ 健診結果の評価に関する管内会議を開催している県型保健所数	91（24.2%）
④ 健診医に対して精検結果等の集計値をフィードバックしているとともに、個別ケースの状況をそのケースを担当した健診医にフィードバックしている。	623（35.8%）	④ -1（都道府県が）乳幼児健康診査事業の評価方法に関する内容を含めた研修を開催している県型保健所数	55（14.6%）
⑤（歯科や栄養、生活習慣など）地域の健康度の経年変化等を用いて、乳幼児健診の保健指導の効果を評価している。	858（49.3%）	④ -2 市町村向けの研修において、乳幼児健康診査事業の評価方法に関する内容が含まれている県型保健所数	55（14.6%）

（＊母子保健計画には、次世代育成支援対策推進法に基づく行動計画や、健康増進計画等と一体的に策定している場合も含める。）

表 2) 母子保健課調査として新たに把握する指標

データ収集方法	指標番号	指標項目名
乳幼児健診での必須問診項目として設定（15 指標）	基盤課題 A-3	妊娠・出産について満足している者の割合
	基盤課題 A-5	妊娠中の妊婦の喫煙率
	基盤課題 A-6	育児期間中の両親の喫煙率
	基盤課題 A-7	妊娠中の妊婦の飲酒率
	基盤課題 A-11	仕上げ磨きをする親の割合
	基盤標題 A- 参 7	出産後 1 カ月時の母乳育児の割合
	基盤課題 A- 参 10	1 歳 6 カ月までに四種混合、麻しん・風しんの予防接種を終了している者の割合
	基盤課題 C-1	この地域で子育てをしたいと思う親の割合
	基盤課題 C-5	積極的に育児をしている父親の割合
	基盤課題 C- 参 4	乳幼児のいる家庭で、風呂場のドアを乳幼児が自分で開けることができないよう工夫した家庭の割合
	重点課題① -1	ゆったりとした気分で子どもと過ごせる時間がある母親の割合
	重点課題① -2	育てにくさを感じたときに対処できる親の割合
	重点課題① -3	子どもの社会性の発達過程を知っている親の割合
	重点課題② -2	乳幼児期に体罰や暴言、ネグレクト等によらない子育てをしている親の割合
	重点課題② -5	乳幼児揺さぶられ症候群（SBS）を知っている親の割合
各地方自治体で中間・最終評価の各前年度には調査（4 指標）	基盤課題 A-9	小児救急電話相談（#8000）を知っている親の割合
	基盤課題 A-l0	子どものかかりつけ医（医師・歯科医師など）を持つ親の割合
	基盤課題 C-2	妊娠中、仕事を続けることに対して職場から配慮をされたと思う就労妊婦の割合
	基盤課題 C-3	マタニティマークを妊娠中に使用したことのある母親の割合

（厚生労働省雇用均等・児童家庭局母子保健課事務連絡　平成 26 年 11 月 12 日）

1 解説

(1) 乳幼児健診の評価

　「健やか親子21（第2次）」の評価指標には、乳幼児健診事業の評価が盛り込まれた。

　市区町村の指標について、「①乳幼児健診事業に関する目標値や指標を用いた評価」は、健診受診率や未受診率に対する目標値など比較的広く実施されている。ただ単に数値の増減を示すのではなく、目標値を達成するために必要なインプット（予算や人材等）を踏まえた評価が求められる。「②疾病のスクリーニングに対する精度管理」は、実施率が低い。精度管理は健康課題ごとに実施する必要があるが、乳幼児健診で扱う疾病は、多岐にわたる。精度管理すべき健康課題を特定し、判定の標準化、フォローアップ率や陽性的中率、発見率等の指標[1]を用いた都道府県や保健所単位での評価が望まれる。また、「④健診医へのフィードバック」は、これらのデータについて見逃し例を含めて報告・検討することであり、質の標準化には不可欠である。「③支援対象者のフォローアップ状況の把握」には、保健機関の支援状況だけでなく他機関の情報を必要とすることが多い。フォローアップで把握した情報を用いてその評価することが不可欠である。「⑤歯科や栄養、生活習慣などの保健指導の効果」は、例えば、むし歯の罹患率の経年変化データを活用して、減少につなげることであり、比較的広く実施されている。

　これらの数値は、平成26年度から毎年度集計されている。集計値を活用し、業務改善につなげる自治体の取り組みが期待される。

(2) 乳幼児健診情報の利活用

　「健やか親子21（第2次）」では、健康水準の指標や健康行動の一部の指標について、乳幼児健診で全国共通の問診項目を定め、市区町村の集計値を平成27年度から母子保健課調査として毎年計上することとなった。これらの問診項目は、妊娠期や子育て期の家族の喫煙状況などの生活習慣や、育てにくさを感じた時の対処状況、ゆったりした気分で子どもと過しているかなど、個別の対象者の健康状況を把握して保健指導につなげるとともに、地域の状況の把握にも活用できるものである[2]。自治体には数値目標を示してその事業を評価し、住民に説明する責務がある。これらの問診には子育てに関する健康状況や子育て支援のニーズが把握できる項目も含まれており、その集計値を自治体の母子保健計画、次世代育成行動計画を始めとする計画立案と事業評価に活用が可能である。

　なお、重点課題②-2は、計画策定時には「子どもを虐待していると思われる親の割合」であったが、2019年の中間評価において「乳幼児期に体罰や暴言、ネグレクト等によらない子育てをしている親の割合」に変更された。

2 関連政策・施策

2003年：次世代育成支援対策推進法

2014年：行動計画策定指針（内閣府、国家公安委員会、文部科学省、厚生労働省、農林水産省、経済産業省、国土交通省、環境省告示第1号平成26年11月28日）

2014年：厚生労働省雇用均等・児童家庭局母子保健課通知（雇児発0617第1号 平成26年6月17日）母子保健計画について

2014年：厚生労働省雇用均等・児童家庭局母子保健課事務連絡（平成26年11月12日）「健やか親子21（第2次）」の指標及び目標の決定並びに今後の調査方法について

2015年：厚生労働省雇用均等・児童家庭局長通知（雇児発0911第1号 平成27年9月11日）「乳幼児に対する健康診査の実施について」の一部改正について

山崎嘉久

引用文献

1) 山崎嘉久：乳幼児健診の新たな動き. 月刊母子保健 2017：693：8-9
2) 平成24〜26年度厚生労働科学研究費補助金（成育疾患克服等次世代育成基盤研究事業）乳幼児健康診査の実施と評価ならびに多職種連携による母子保健指導のあり方に関する研究（研究代表者　山崎嘉久）標準的な乳幼児期の健康診査と保健指導の手引〜「健やか親子21（第2次）」の達成に向けて

5　医療機関

図 1）かかりつけ医がいる　「はい」

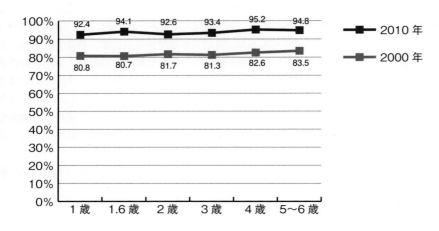

図 2）歯科医にかかったことがある　「はい」

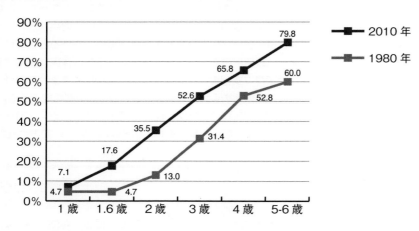

図 3）医療機関が見つからず困った経験がある　「はい」

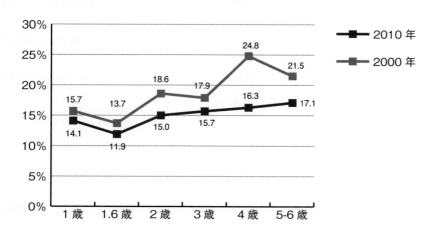

（1）　かかりつけ医がいる

　　　対象児にかかりつけ医がいると答えた割合について図に示す。いると答えた割合は、子どもの年齢別にあまり差がなく、2000年から2010年にかけて明瞭に上昇していた。2000年ではその割合は80～84%、2010年では92～95%、上昇幅は11～13ポイントとなっていた。

（2）　歯科医にかかったことがある

　　　これまでに歯科医にかかったことのある児の割合を図に示す。1980年、2010年とも、年齢が大きくなるほど大きい割合となっていた。1980年では1歳で4.7%、5～6歳で60.0%となっており、2010年では1歳で7.1%、5～6歳で79.8%となっていた。いずれの年齢でも1980年から2010年にかけて割合が上昇しており、上昇幅が最も小さいのは1歳で3ポイント、もっとも大きいのは2歳で22ポイント、続いて6歳で20ポイントとなっていた。

（3）　医療機関が見つからず困った経験がある

　　　医療機関が見つからず困った経験のあるものの割合を図に示す。年齢が高いほど割合が上昇する傾向にあり、2000年では1歳で15.7%、5～6歳で21.6%、2010年では1歳で14.7%、5～6歳で　17.1%となっていた。2000年から2010年にかけて、医療機関が見つからず困った経験のある者の割合はどの年齢においても減少しており、下げ幅は2ポイントから11ポイントとなっていた。

2　関連項目

　プライマリ・ヘルス・ケアは1978年、旧ソ連邦カザフ共和国の首都アルマ・アタで出された、歴史的な宣言が基礎になっている。この宣言では、人間の基本的な権利である健康に関して、格差や不平等は容認されるべきではないという精神に基づき活動にとりくむことをうたっている。それは、健康であることを基本的な人権として認め、全ての人が健康になること、そのために地域住民を主体とし、人々の最も重要なニーズに応え、問題を住民自らの力で総合的にかつ平等に解決していくアプローチと言える。

　日本の子どもの健康水準は世界のトップレベルと言われてきたが、近年子どもの貧困が指摘されるようなってきた。そういった格差や不平等の解消のためにも、プライマリ・ヘルス・ケアの考え方が一層導入されていくことが望まれる。

　歯科における積極受診の重要性が指摘されている。「予防」という概念には、病気の発症そのものを防ぐものから、手遅れにならないような早期発見のための検診、あるいは治療による重症化の防止などいくつかのステージがある。そしてこの「予防」は、本人だけでできるものと医療の専門家や地域の助けを必要とするものがあるが、たとえ専門的な検査や予防処置であっても、その前提に「本人がその気になって行く」という行動がなければ受診はないので、「歯をみがく」、「甘いものを避ける」、「フッ素（フッ化物）を利用する」と同じように、「歯科医院に行く」ということも予防行動（健康行動）のひとつと位置づけることが推奨されると良い。

　子どもの急な病気やけがの時、すぐに救急受診した方が良いか、様子を見ても大丈夫か、救急車を呼んだ方がいいか、判断に迷う場合も多い。電話による相談としては、#8000(全国同一の短縮番号)、#7119(東京都・大阪府・奈良県)等の番号が設定されており、相談スタッフの資質向上のための研修なども充実している。各自治体や学会などがホームページで情報を提供している。症状を入力することで受診の要不要が分かる機能を備えたものもある。

加藤則子

Column

プライマリ・ヘルス・ケア

　プライマリ・ヘルス・ケア（PHC）の考え方が世界に広く知れ渡ったのは、ソビエト連邦の美しい都市アルマ・アタ（現カザフスタンの都市アルマトイ）で開催された国際会議において採択されたアルマ・アタ宣言（1978）によってである。

　当時、世界は二つの大きな問題を抱えていた。東西問題と南北問題である。そもそも国際会議における「宣言（declaration）」とは、紛争解決のための方策として示されることが多く（例．ポツダム宣言）、このプライマリ・ヘルス・ケアの考え方は主に南北問題の解決策の一つとして提案されたものである。

　ただし、そこには東西問題も影を色濃く落としていた。東西問題は、1991 年のソビエト連邦の崩壊という歴史上の出来事によって幕引きがなされたのだが、このわずか 13 年前に採択されたのがこのプライマリ・ヘルス・ケアに関するアルマ・アタ宣言であった。国際会議の議長国は採択文書の調整において極めて重要な役割を果たすのが通例であるのだが、この国際会議の議長は"東側"の雄であるソビエト連邦であった。当時の"東側"陣営がどのように世界の現状と行く末をとらえていたのかは興味深いところである。

　プライマリ・ヘルス・ケアとは、この「プライマリ（primary）」という単語に鍵がある。「最も基本的な」や「基盤にある」の意味である。人々の暮らしの中にある（べき）最も基本的な保健（医療）サービスということである。それは食料や安全な水を含む衛生環境、家族計画を含む母子保健、予防接種、地域の感染症予防、よくある病気やケガの治療、そして基本的な薬の供給等である。

　これらの"基本的な保健医療サービスが誰にでも手の届くところにあるべきであり"、それが達成されていないのは南側諸国であるということが共通認識された。そしてこれら南側諸国（開発途上国）に、北側諸国（先進国）は経済的援助を含む支援を行おうというのがこの宣言の趣旨である。

　この"基本的な保健医療サービスが誰にでも手の届くところにあるべきであり"という表現は開発途上国向けのみならず、今では医療資源の偏在や無医地区・時間の拡大等、格差が広がるわが国でも十分にあてはまる考え方である。とくに子どもの病気・ケガや妊娠・出産は、人々の暮らしの中に生じる基本的な事柄であり、これらに対する保健医療サービスが手の届くところにあるべきだという考え方は今のわが国にとって重要度を増している。

　他にもこの宣言には興味深い記述が盛り込まれている。たとえば、プライマリ・ヘルス・ケアは国の保健医療サービスとの接点となるという考え方である。これは、国レベルの保健医療サービスを人々の暮らしまで降ろしていく国の健康政策の体系化に対する投げかけであり、今でも開発途上国に対するメッセージとして有効である。

　最後に、北側諸国から南側諸国への人々の健康に資する経済的援助であるが、東西冷戦の最中であることを反映してか、"これ以上の軍備拡張競争はせず"に"その資金を平和的援助にまわそう"という文言が最後の段に見られる（軍備拡張競争を止めようというメッセージを出している"側"があるということ）。これは、人々の健康といえども、国際政治からは決して無縁ではないという冷徹な現実を突きつけているといえる。

松浦賢長

これからの歯科保健

　歯科領域の二大疾患である「う蝕」と「歯周病」。これらは約2億7500万年前、古生代ペルム紀に生息した爬虫類（ラビドザウルス）にも痕跡を認めるほど、太古の昔から歯を持つ生き物の生活に密着して受け継がれてきた。それが近年になって、砂糖摂取が容易となった子どもたちに蔓延し、彼らの口腔はスラム街と化した。子どもたちのう蝕との大戦争は、以来50年ほど続き、う蝕治療法、治療に用いる薬剤や材料の開発、う蝕治療の効率化等を中心として小児歯科学を発展させてきた。予防や保健の重要性も当然指摘されてはいたが、日々治療に追われるあまり、水道の蛇口を閉めることなく溢れた水の床掃除に明け暮れてきた。

　しかしそうこうしているうちに、国民の生活レベルの向上、口腔衛生に対する関心の普及、歯科医院数の増加などが総合的に功を奏し、想定内の生活をしている子どもたちにはう蝕フリーの世界が確保されるようになってきた（12歳児の1人平均う蝕数：1.1歯、5歳児う蝕罹患者率：42.8%[1]）。そもそもヒトには外来からの異物侵入に備えた免疫機構が整備されているが、う蝕や歯周病についても同様で、唾液のpH調整作用などが有効に機能し始めたことによると思われる。しかし問題は依然としてこの機能を凌駕する、いわば想定外の生活を強いられている子どもたちが取り残されていることにある[2]。

　いくつかの統計調査によれば、日本の子どもたちの世界は今、決して隅ずみまで光の当たる環境ではないことが報じられている。2013年Unicef Innocenti Report Card 11：先進国における子どもの幸福度調査[3]によると、31か国との比較において、日本は「教育」（1位）、「日常生活上のリスク」（1位）の面では極めて好成績である一方、「健康と安全」では中間クラス（16位）に位置づけられ、「物質的豊かさ（貧困）」では最下位から3分の1のグループ（21位）に属していることが報告されている。特に貧困については生活の質が低下し、それらが子どもたちの生活全般に重くのしかかっていることが推測される。日本ではこのような貧困生活を強いられている子どもたちに対して、2013年6月、「子どもの貧困対策の推進に関する法律」が制定された。これにより政府はもちろんのこと、子どもに関係する職にある大人たちは、様々な方策を講じることがいわば義務付けられることとなった。

　貧困から派生するいじめ、自殺、虐待、貧弱な食生活……等、これら日本の子ども社会の「ひずみ」とも言える状況において、子どもの専門家たちは互いに連携して横断的な対応を迫られている。しかし往々にして彼らは自分の領域の専門性を高めようとするあまり、専門外の隣接領域への関心は「他山の石」の如くになりがちで、その結果、子どもたちにとってひとつであるはずの世界は、専門を異にする小さな領域の集合体と化してしまっている。領域と領域の間には誰も関与しないクレバスさえ生じてしまい、その闇に落ち込んでしまう子どもがいても、責任の所在さえ問うことができない現状が垣間見える。

　子ども世界の中で、高度な専門性を有する領域が互いに連携して、壁もクレバスもなくひとつの世界となることが子どもたちにとっては最も理想的な世界といえる。これからの小児歯科には、今までのう蝕治療専門領域から脱し、子ども世界の色々な領域で子どもを支える人々と連携し、子どもたちの様々な問題に関与する保健学の一翼を担う領域として、さらに発展していくことが大きな課題と考える。

　病気治療分野での歯科領域の専門性はごく狭く限られたものであるが、保健分野に分け入ってみると、その応用範囲は広く、子ども世界のいろいろな問題に広く関係していることが分かってくる。

1　咀嚼機能の発達と異常：

　生まれたての赤ちゃんのまずは一口のおっぱいから、離乳食を経て本格的な咀嚼の獲得まで、歯科の本業である咀嚼学は乳幼児の生活と発育の基盤をなしている。咀嚼機能の発達に伴う味覚の発達、嚥下のメカニズム、舌の発達と異常などは子ども世界の中心的課題であり、養育者にとって特に大きな関心事である。

2　子どもの生活の番人：

　食事、間食、口腔衛生の管理を取り入れた規則正しい生活の設計は、子どもの健全な発育に不可欠である。生活の安定は口腔に現れることから、口腔の健康の維持が子どもの幸せの指標となる。

3　虐待・ネグレクト等の社会問題：

　ヒトが生活を営む以上、虐待・ネグレクト、いじめはいわば生活の垢として無くならないと言われている。子どもの口腔の健康を基盤とした全身の健康はそれらに対抗するものであり、最小に留める一つの手段として機能することが注目されている。

渡部茂

引用文献
1）文部科学省：平成24年度学校保健統計調査、2013.
2）渡部　茂：子どもの貧困と口腔疾患、公衆衛生、80（7）：481-5、2016.
3）阿部彩・竹沢純子：イノチェンティレポートカード11　先進国における子どもの幸福度—日本との比較　特別編集版、公益財団法人日本ユニセフ協会、東京、2013.

第 11 章
子どもを支える

本章の概要

　小児医療に関する技術革新はめざましく、疾患や障害を持った子どもたちへの対応のあり方も、新しい診断や治療の考え方をもとに日々進歩している。慢性疾患や障害について正確な知識を持ち、子どもたちが育つ上での課題を理解した上で、一人一人の子どもたちのニーズに合わせた支援を行うことが求められる。

1	ダウン症の子どもたち
2	育てにくさに寄り添う
3	発達障害の早期支援
4	低出生体重児状況
5	小児がん
6	小児慢性疾患

1 ダウン症の子どもたち

表 1）ダウン症の障害

①精神発達異常
②筋肉・緊張の低下
③先天性心疾患
④発育の遅れ、特に乳児期
⑤感染症に対する抵抗力の低下
⑥目や耳の障害（白内障、難聴など）
⑦寿命が短い

表 2）ダウン症候群の平均余命

年齢	日本	Oster	Richards & Sylvester	日本の一般人 （男女計 1970）
0	48.9			72.0
6 カ月	50.7			72.3
1 歳	51.2			71.9
2 歳	52.0			71.0
3 歳	51.9			70.1
4 歳	51.4			69.2
5 歳	50.9	45.3	44.2	68.2
10 歳	46.6	44.2	41.0	63.4
20 歳	37.8	36	35.7	53.7
30 歳	28.6	28.4	27.0	44.2
40 歳	20.0	19.8	18.3	34.9
50 歳	10.6	12.9	12.9	25.9

※日本の一般人は厚生省統計情報部編第 13 回生命表、1971 による。

1 解説

(1) ダウン症とは

　ダウン症候群（ダウン症）とは、21番染色体トリソミーによる精神運動発達遅滞・多発奇形を呈する症候群である[1]。その多くは遺伝性が無く、突然変異により発症する。その頻度は1,000出生当り1といわれているが、近年行われている出生前診断の実施により多少の変動はある。

　典型的臨床像は左の図表に示したように、精神運動発達遅滞、筋緊張低下、特異顔貌、心室（あるいは心房）中隔欠損などの先天性心疾患（40〜50％にみられる）などがあげられる。これらの臨床像から診断は比較的容易なため染色体検査による確定診断を実施しない例もあるが、本症のごく一部に（約2％弱）遺伝性のあるもの（臨床像からの鑑別は不可）が混在するため、染色体検査による確定診断は実施すべきである。

(2) はじめて両親と会う際に確認しておくべき事項

　これから述べる諸点は、ダウン症児が新生児期に診断告知を受ける際医師より伝えられている事項であろうが、未だに心が揺れ動いている両親もいるので敢えて記しておく。今後の育児姿勢として重要だからである。

　まず、ダウン症児誕生をしっかり受容して欲しいこと、次にこの子の将来像はどのようなものかに関して理解しておくことである。

　寿命が短いといわれていたが、実際はどうかということを示す。古くは欧米のデータのみはあったが、（本邦でのデータがなかったため）約35年前に我々が調査発表した資料を左の図表に示した。資料としてはやや古いが、長年臨床を続けてきてこの値に大きな変化はない印象である。表中「平均余命」とした数値は、それぞれの年齢にある子どもたちがそれぞれの年齢以後何年生きられるかというものである。何故ここで寿命を話題にしたかの理由を付言しておきたい。本症児の寿命は、健常児程ではないにしても決して短命ではなく、社会との接触面が著しく拡大してきているからである。

　保育、就学、進学、就業等の諸課題に対して前向きに対応していく姿勢が求められるし、それが彼らダウン症児一人ひとりのQOLにつながってくる。誕生直後あるいは乳幼児期に成人期まで拡大してダウン症児の将来像を思考することは困難としても、育児の基本姿勢としての心構え、すなわち「受容」・「前向きな育児姿勢と意欲」の喚起ができるように激励することが、関与する医療関係者と保育者とに望まれる。

将来像：本症の多彩な臨床像の中で、両親の最大の関心事は「わが児の発達の遅れはどの程度か」ということであろう。その程度はさまざまで、かなり高い作業能力を有する者から能力程度の極めて低い者まで、個人差が著しい。発達遅滞の程度を決める要因は明確でないが、その成育過程で受ける刺激の多さが発達を促すことに資していることは明らかである。そのため可能な限り、乳幼児期・学童期に健常児との接触を多く保てるようにすすめている。一般社会の中で、頑張って仕事をしているダウン症者も決して少なくないことを知って欲しい。

支援システム：新生児期に告知を受けて間もない親にとって、医学的事項のみでなく、これからの育児・福祉・療育等に関する支援状況を知ることは必要である。日本ダウン症協会（http://www.jdss.or.jp/）やそれぞれの地域にある親の会等の情報は非常に重要である。情報のない方々はそれぞれの地域保健所に相談されるとよい。孤立しがちな親に、まず仲間が居るという情報がどれほど支えになることか。

父親の存在：多くの父親は乳幼児期まで育児に協力的である。しかし子どもたちが学童期以降になると、父親自身職場での立場が重くなるとともに母親任せの育児になりがちである。ダウン症児との接触が乏しくなり、子どもの発達状況の把握が十分でなくなる事が少なくない。後年定年を迎え在宅時間が多くなった父親は、急に接点の増えた子ども（とくに息子）の現状にイラ立ちを覚えて父子間に確執が生まれる症例が少なくない。そこで私は定年退職の近い父親にはすすんで外来に同席してもらうことをすすめている。もちろん、乳幼児期・学童期より引き続き外来への同席を継続している父親も、ときどき居る。このようなケースでは成人後の父子間の確執は皆無である。

日暮眞

表 3) ダウン症と羅病性

<table>
<tr><td colspan="2"></td><td>乳児期</td><td>幼児期</td><td>学童期</td></tr>
<tr><td rowspan="6">疾患</td><td rowspan="6">死因となりやすい</td><td>先天性奇形</td><td>肺炎</td><td>白血病</td></tr>
<tr><td>肺炎</td><td>白血病</td><td>肺炎</td></tr>
<tr><td>心疾患</td><td>髄膜炎</td><td>心疾患</td></tr>
<tr><td>急性腸炎</td><td>心疾患</td><td>他 感染症</td></tr>
<tr><td>髄膜炎</td><td rowspan="2">他 感染症</td><td></td></tr>
<tr><td>他 感染症</td><td></td></tr>
</table>

各年齢層で発症しやすい疾患：

点頭てんかん

頸椎環軸変位

クレチン症

甲状腺機能障害
肥満

斜視・屈折異常　　　白内障　　　高尿酸血症

滲出性中耳炎（→難聴）

表 4) ダウン症児の療育上配慮すべき諸点

①健常児との接触を図る
②能力に合った学校を選ぶ
③思春期の指導
④余暇の過ごし方
⑤生活にリズムを

（3）　乳幼児期での課題

乳幼児期のケアを健康管理面と保育面とに分けて考える。

①健康管理

健康管理を行う場合、前述したごとく生来もっている合併症を念頭に置くことは当然であるが、成育過程で罹り易い病気を把握しておくことも大切である。そこで左の図表を示した。病気の重さで上下段の二群に分けた。上段はかつて米国で死因を病理解剖を実施して確認してあるもの、下段は我々が臨床の場での経験を基にして記した。

先天性心疾患は本症児の約 40 ～ 50％に合併することから、生後早期に小児循環器専門医の受診をすすめる。消化管等の内臓奇形があれば、小児外科医との連携が計られることは当然である。

視・聴覚検査、とくに聴覚（脳幹反応聴力検査：ＡＢＲ）は必須で、新生児期に受けることが望まれる。本症児は発達遅滞が出現してくるため、視聴覚障害への対応が極めて重要である。感覚器障害を少しでも改善することにより、発達障害の軽減に役立つからである。

眼科検査は視力検査ではなく、ごく一部に白内障をもって生まれてくる症例があるので、内眼部の検査を乳幼児期から受診しておくことが望まれる。

甲状腺機能障害・白血病を含む血液疾患の症例もみられることがあるので、血液検査を受けておきたい。

上気道感染を含め呼吸器系感染症、中耳炎等への留意も必要である。

環椎（Ｃ１）と軸椎（Ｃ２）のズレ（頸椎環軸亜脱臼あるいは脱臼）を生じ易く、その程度により四肢のシビレや麻痺などの神経症状を訴えることがある。無症状のこともあるので、私は 2 歳前後に整形外科医を受診してもらい、全例検査を実施している。

てんかんの併発、とくに点頭てんかん West 症候群を発症することがあり（生後 6 カ月～ 18 カ月に多し）、この時期の脳波検査をすすめている。

これまで述べてきた併発し易い合併症を考慮して乳幼児期における定期的健康診断は重要である。私が実施しているプログラムは、乳幼児期 4 カ月までは毎月、その後 12 カ月までは 2 ～ 3 カ月毎、1 歳以降就学までは 6 カ月毎である。

②保育指導

新生児期・乳幼児期前半には哺乳力が弱く、体重増加不良を案ずる母親が少なくない。あせる母親を励ましつつ少量頻回の哺乳等症例毎の指導も必要となる。

本症では咀嚼（そしゃく）の下手なこともあり、離乳食をすすめる上でも苦労することがある。ここでも必要に応じて摂食指導を受けることをすすめる。離乳食完了以降も含め、とくに留意して欲しい点を付言しておく。本症児は概して白い米飯を好む症例が多く、嚥下（えんげ）が不得手なためめん類を好みやすいなど糖質摂取が過度になる場合が少なくない。将来発症しがちな肥満のリスクを考えると、幼少の頃から副食摂取にも十分留意した指導が望まれる。

予防接種は、かつて慎重に対応していた時期もあったが、今では健常児同様医師の診察後に行う個別接種体制でよい。

歯科異常として生歯の遅延・生歯の順序の乱れ・欠除・形態異常・歯列の不整咬合などがみられる。対応はう歯発生の予防を第一と考え、1 歳 6 カ月健診以降年 3 回の歯科健診受診が望まれる。

その他、比較的訴えの多い事項として便秘・凍傷・口唇の皸裂（き）・脱毛等があげられる。便秘は、加齢とともに筋緊張低下の改善と並行して症状の改善がみられることから、浣腸・下剤の安易な使用を控えるようにすすめている。凍傷と口唇皸裂は冬期に入る以前から予防に留意してもらうようすすめている。脱毛は健常児の場合と同様ストレスとの相関のある症例があるので本人の周辺環境（物理要因・人的要因）を注意深く観察・調査し、対応することをすすめる。

リハビリ療法を中心とした個別プログラムによる早期介入は有効とされており、それぞれの地域での療育施設への参加をすすめている。あわせて健常児との統合保育の重要性も力説しておきたい。統合保育・療育施設に関しては、地域差もあることから、それぞれの地域事情に精通している保健師・先輩母親とに相談することをすすめる。

最後に、乳幼児期以降成育した子ども達の将来像を含めての療育上配慮して欲しい諸点を左の図表に示した。

日暮眞

引用文献

1）Lejeune. J, et al.　Academie des sciences Paris　248：1721,1954
2）Masaki, M., Higurashi, M. et al.：Am. J. Hum. Genet. 33：629, 1981
3）正木基文，日暮眞　小児医学 16：185, 1983

2 育てにくさに寄り添う

表1) 健やか親子21（第2次）

	課題名	課題の説明
基盤課題A	切れ目ない妊産婦・乳幼児への保健対策	妊娠・出産・育児期における母子保健対策の充実に取り組むとともに、各事業間や関連機関間の有機的な連携体制の強化や、情報の利活用、母子保健事業の評価・分析体制の構築を図ることにより、切れ目ない支援体制の構築を目指す。
基盤課題B	学童期・思春期から成人期に向けた保健対策	児童生徒自らが、心身の健康に関心を持ち、より良い将来を生きるため、健康の維持・向上に取り組めるよう、多分野の協働による健康教育の推進と次世代の健康を支える社会の実現を目指す。
基盤課題C	子どもの健やかな成長を見守り育む地域づくり	社会全体で子どもの健やかな成長を見守り、子育て世代の親を孤立させないよう支えていく地域づくりを目指す。具体的には、国や地方公共団体による子育て支援施策の拡充に限らず、地域にある様々な資源（NPOや民間団体、母子愛育会や母子保健推進員等）との連携や役割分担の明確化が挙げられる。
重点課題①	育てにくさを感じる親に寄り添う支援	親子が発信する様々な育てにくさ（※）のサインを受け止め、丁寧に向き合い、子育てに寄り添う支援の充実を図ることを重点課題の一つとする。 （※）育てにくさとは：子育てに関わる者が感じる育児上の困難感で、その背景として、子どもの要因、親の要因、親子関係に関する要因、支援状況を含めた環境に関する要因など多面的な要素を含む。育てにくさの概念は広く、一部には発達障害等が原因となっている場合がある。
重点課題②	妊娠期からの児童虐待防止対策	児童虐待を防止するための対策として、①発生予防には、妊娠届出時など妊娠期から関わることが重要であること、②早期発見・早期対応には、新生児訪問等の母子保健事業と関係機関の連携強化が必要であることから重点課題の一つとする。

図1) ゆったりとした気分で子どもと過ごせる時間のある母親の割合

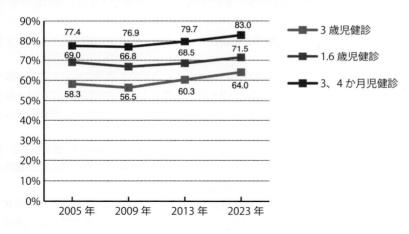

図2) 育てにくさを感じたときに対処できる親の割合

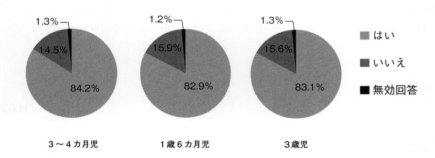

1 解説

(1) 健やか親子 21（第 2 次）

　　2001 年から開始された「健やか親子 21」は、国民が健康で元気に生活できる社会の実現を図るための国民運動である「健康日本 21」の一翼を担っており、安心して子どもを産み、健やかに育てることを目的としてきた。平成 27 年より第 2 次が始まり、「すべての子どもが健やかに育つ社会」の 10 年後の実現にむけて、3 つの基盤課題と 2 つの重点課題が設定され、「育てにくさを感じる親に寄り添う支援」はその重点課題①である。その健康水準の指標は①ゆったりとした気分で子どもと過ごせる時間のある母親の割合の増加、②育てにくさを感じたときに対処できる親の割合の増加の 2 つである。

(2) ゆったりとした気分で子どもと過ごせる時間のある母親の割合

　　2005 年調査では 3 〜 4 カ月健診の親 77.4％、1 歳 6 カ月健診 69％、3 歳児健診 58.3％で、2013 年調査では順に 79.7％、68.5％、60.3％と明らかな改善を認めていなかった。そこで、育てにくさや発達障害に関する市民への研修会等の開催を通して、発達障害を知っている国民の割合を増加させる環境整備だけではなく、住民の健康行動も重視し、子どもの社会性の発達過程を知っている親の割合も指標として親の気づきを促し、10 年後には順にそれぞれ、83％、71.5％、64％を目標設定している。

(3) 育てにくさを感じたときに対処できる親の割合

　　2014（平成 26）年調査で、「育てにくさ」を感じている親は 3 カ月児を持つ親は 10％台、1 歳 6 カ月児では 20％台、3 歳児では 30％台と、子どもの年齢が高くなるにつれて「育てにくさ」を感じている親が増えていた。その問いで「いつも感じている」「時々感じる」と答えた親に、その相談先を知っているか、という問いには、図のように 80％を超える親が「知っている」と答えていた。支援策として母子保健事業において発達障害の早期発見・早期支援等を推進することで、発達障害をはじめとする育てにくさを感じる親への早期支援体制がある市区町村や早期支援体制整備を支援している県型保健所の割合の増加を目指している。

2 関連政策・施策

2001 年：「健やか親子 21」母子保健に関する取組を推進する国民運動計画
2005 年：「健やか親子 21」中間実施状況評価
2009 年：「健やか親子 21」実施状況評価　2014 年まで延長
2013 年：「健やか親子 21」最終評価報告書
2014 年：「健やか親子 21（第 2 次）」について検討会報告書
　　母子保健の取組を推進するための国と各地方公共団体の役割を求めている。

3 関連項目

　育てにくさの要因として①子どもの要因（発達障害、先天性疾患、後天性疾患、小児特定疾患等）、②親の要因（月経前緊張症、産後うつ、マタニティーブルー、統合失調症などの精神障害、知的障害、子育て経験等）、③親子の関係性の要因（親子の相性、多胎児等）、④親子をとりまく環境の要因（貧困、父親・祖父母の協力、次の子の出産、転居等）がある。

秋山千枝子

引用文献
1)「健やか親子 21（第 2 次）」について検討会報告書　https://www.mhlw.go.jp/stf/shingi/0000041585.html
2) 平成 26 年度厚生労働科学研究（山縣班）親と子の健康度調査（追加調査）
3) 平成 17 年度厚労科研『健やか親子 21 の推進のための情報システム構築と各種情報の利活用に関する研究』（山縣然太朗班）
4) 平成 21 年度厚労科研『健やか親子 21 を推進するための母子保健情報の利活用に関する研究』（山縣然太朗班）
5) 平成 25 年度厚労科研『健やか親子 21 の最終評価・課題分析及び次期国民健康運動の推進に関する研究』（山縣然太朗班）

3　発達障害の早期支援

　発達障害のある子どもには、早期から発達段階に応じた一貫した支援を行っていくことが重要であり、早期発見・早期支援の対応の必要性はきわめて高い。この早期発見・早期支援を具現化することについては、発達障害者支援法においても国の責務として明記されている。

　乳幼児期は、ことばの発達をはじめとしたコミュニケーションの能力、対人関係や社会性の育ち、様々な認知機能の習得等、学校における学習や集団生活、その後の自立や社会参加の基盤を形成するための大切な時期である。この時期に適切な支援を受けられないと、就学後の学習面や生活面に様々な困難を抱え、また、情緒不安や不適応行動等の二次障害が生じることもある。このように発達障害のある子どもへの早期からの総合的な支援システムを構築することはとても重要だが、その障害特性に起因する課題も多い。

　乳幼児期では発達障害の可能性があるものの確定診断がつきにくい子どもが多く、保護者にとっては、子どもが年少であるほど、障害の受容が困難である。

　母子保健から始まり、福祉、医療、教育等の関係機関それぞれが断片的な支援になっており、発達段階に応じた生涯にわたる支援になっていない。また、各地方公共団体が整備している社会資源は様々であり、地域による格差も大きい。

　保健師や保育の担当者等が発達障害の可能性に気づいても、適切に判断することは難しい。幼稚園、保育所において専門家や専門機関が障害のある子どもをサポートする体制が十分に整備されていない。

　乳幼児期に適切な支援につなげてゆくためには、早期発見と早期診断を的確に行うことが必須である。重い障害の場合は、誕生間もない時期に家族が気づき、医療機関を受診することになるが、軽い場合は、家族も障害であるとわからないことが多い。そこで、早期発見の場として機能しているのが乳幼児健診システムである。我が国の乳幼児健診は、高い受診率を保有する他の国に例を見ない優れたシステムである。そのため、健診で早期兆候をチェックすれば早期発見の確率は一段と高まることになる。

　我が国の法定健診である、1歳6カ月児健診、3歳（3歳6カ月）健診は、受診率も高くほとんどの乳幼児が受けていることから、健診内容や調査票等を見直すことで、発達障害のある子どものスクリーニングの場として有効に機能する。しかし、早期発見は支援につながらなければ意味がない。早期発見の精度を上げるだけでなく、早期支援を実施できる専門機関等の体制整備が求められる。また、早期の支援を就学後も継続させるために、法定健診後の3〜5歳前後の時期にも、気づきや発見、支援につながるシステムの構築が望まれる。

　乳幼児健診では、医師による問診やスクリーニング検査から発達障害の兆候を把握し、後日、兆候を示したリスク児に対して精密検診を行う。そこで、早期診断されると、保健師が電話や家庭訪問を行い、親の相談に応じた後、親子教室や療育機関につなげていく。

　乳幼児健診は、自閉症スペクトラム障害が疑われたケースをすみやかに支援につなげるための貴重な機会であり、親が育児に問題を感じていない場合には、相談や受診が遅れ、その結果診断や療育など支援が遅れることになるため、家族の気持ちに丁寧に配慮しながらもこのようなタイムラグを短縮する工夫が必要である。そこで、発達障害が疑われるケースと早期にかかわりを持ち始めるためには、対人コミュニケーションのほかにも、こだわり、かんしゃく、落ち着きのなさ、睡眠や感覚、摂食の異常などの一般的な行動の問題も含めて、育児の困難さを中心に丁寧に聞きながら問題を絞り込んでいく構えが大切である。この時期の親の気持ちは、わが子の発達についての気づきと不安、日常生活の中で生じる対応困難な問題などで揺れており、相談したいが診断されるのが怖い、という気持ちから結果的に受診行動が遅れる。そのことを考慮して、専門家は不用意な診断名告知で終わらないよう、親が子どもの発達のようすを理解して育児に活かせるような具体的な助言と継続的なフォローに繋げる用意が必要である。家族が発達障害という事実に取り組む準備ができていない場合には、不用意な診断を行う前に、支援をすみやかに開始できるように「診断前支援」の取り組みが検討されるべきである。「診断前支援」とは、診断が確定しなくては支援を始められないのではなくて、診断が疑われた時点で、アセスメントに基づく支援を始めながら子どもと家族を見守る、ということである。

　早期診断は支援につなぐためのプロセスであるので、家族へのフィードバックの目的は、アセスメントによって得られた子どもの発達情報を共有し、日常生活で最大限に活かしてもらうことにある。わが子についてより理解するための手助けとなるように、対人コミュニケーションの発達を中心に、子どもの強みや多面的な発達の状況をバランスよくわかりやすく伝えることが肝要である。その際には、一方的な診断告知とならないように、発達の個人差を強調し、行動観察に基づく説明とともに、日常の育児や遊びの工夫に繋がる具体的な助言を行う。また発達とともに変化することを

伝えて、発達に応じた適切なかかわりのために定期的に観察を続けることのメリットも説明しておく。

　早期に療育につなげることができた場合、子どもの障害特性に合わせた支援ができること、またそれにより二次的障害を防ぐことができる点で、子どもの発達を有効に支援してゆける。しかし、やみくもに療育を行うことは慎まなければならない。子どもの特性と発達状況を的確に把握して、どのような支援が必要なのか、どのような支援が有効なのかについてよく見極めて、療育法を適用していかなければならない。

　たとえその療育法が子どもに適していた場合でも、効果を求めてやり過ぎてはいけない。子どもにとって、幼児期は人生の基盤となる大事な時期である。幼児期に体験すべき楽しい遊び、身につけなければならない基本的生活習慣の確立を保障する時間が必要である。療育を偏重すると、子どもの QOL を損なう危惧が生じる場合もある。

　また、子どもだけでなく、家族のニーズにも配慮が必要である。子どもの障害が告知されると、多くの親は精神的ショックを受ける。その後も悲哀と不安が長く続き、うつ状態になる人も多い。子どもの障害を受容するまでに長い時間がかかると言われている。また、発達障害児は育て難いことが多く、親は育児ストレスを多大にかかえている傾向にある。このような状況において、親のメンタルヘルスがかなり悪い時に、子どもの療育を勧めても、親は療育に前向きにならないばかりか、負担になってさらにメンタルヘルスが悪化することも考えられる。また、きょうだいがいる場合には、発達障害の子どもばかりに目が向けられ、他のきょうだいは放っておかれることも多い。家族内のバランスに注意をはらい、家族関係が悪くならないように気をつけなければならない。支援にあたって注意すべき点は多い。

加藤則子

引用文献

安原昭博. 発達障害の早期発見. 小児科診療, 2016;79(5):659-663.
神尾陽子. 発達障害の診断の意義とその問題点. コミュニケーション障害学, 2009;26(3):192-197.
尾崎康子, 三宅篤子編著. 知っておきたい発達障害の療育. ミネルヴァ書房, 京都, 2016.
笹森洋樹, 後上鐵夫, 久保山茂樹, 他. 発達障害のある子どもへの早期発見・早期支援の現状と課題. 国立特別支援教育総合研究所研究紀要, 2010;37:3-15.

4 低出生体重児状況

図 1) 在胎週数別出生率の推移

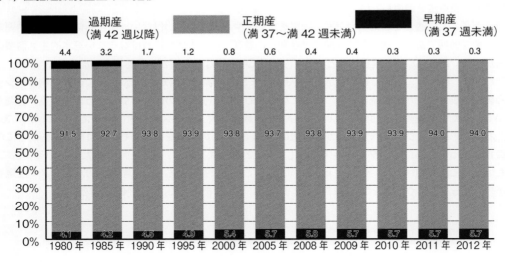

過期産（満 42 週以降）　正期産（満 37～満 42 週未満）　早期産（満 37 週未満）

表 1) 低出生体重児別出生率の推移

	出生児総数	2,500g 未満 (%)	1,500g 未満 (%)
1960 年	1,606,041	7.1	0.3
1970 年	1,934,239	5.7	0.4
1975 年	1,901,440	5.1	0.3
1980 年	1,576,889	5.2	0.4
1985 年	1,431,577	5.5	0.5
1990 年	1,221,585	6.3	0.5
1995 年	1,187,064	7.5	0.6
2000 年	1,190,547	8.6	0.7
2005 年	1,062,530	9.5	0.8
2010 年	1,070,035	9.6	0.8
2012 年	1,037,231	9.6	0.8

表 2) 出生体重別にみた超低出生体重児の死亡率の変化

出生体重群	2005 年				2010 年				相対危険度	95％信頼区間
	例数	死亡	死亡率 (%)	95％信頼区間	例数	死亡	死亡率 (%)	95％信頼区間		
～ 400g	62	42	67.7	(56.4-79.4)	53	28	52.8	(39.4-66.3)	0.78	(0.59-1.10)
400~199g	159	85	53.5	(45.7-61.2)	197	73	37.1	(30.3-43.8)	0.69	(0.55-0.87)
500~599g	387	107	27.6	(23.2-32.1)	427	86	20.1	(16.3-23.9)	0.73	(0.57-0.93)
600~699g	537	119	22.2	(18.6-25.7)	533	74	13.9	(11.0-16.8)	0.63	(0.48-0.81)
700~799g	574	73	12.7	(10.0-15.4)	582	53	9.1	(6.8-11.4)	0.72	(0.51-1.00)
800~899g	649	59	9.1	(6.9-11.3)	619	37	6.0	(4.1-7.9)	0.66	(0.44-0.97)
900~999g	697	37	5.3	(3.6-7.0)	659	25	3.8	(2.3-5.3)	0.72	(0.44-1.17)
合計	3,065	522	17.0	(15.7-18.4)	3,070	376	12.2	(11.1-13.4)	0.72	(0.64-0.81)

⑴ **在胎週数別出生率の推移**

　早産児（在胎週数 22 週以上 37 週未満）の出生率は 1980（昭和 55）年が 4.1％であったものが徐々に増加し、2000（平成 12）年にはすでに 5％を越えている。図には示されていないが、在胎 28 週未満で出生した早産児（超早産児）の割合は全出生の 0.2％である。

⑵ **低出生体重児の出生率の推移**

　出生体重 2,500g 未満の低出生体重児の出生率は、1980（昭和 55）年が 5.2％であったが、その後出生数の減少とは反対に明らかな増加傾向を示し、1990（平成 2）年に 6.3％、2000（平成 12）年 8.6％となり、その後 9％を越えた。出生体重 1,500g の児は極低出生体重児とよばれる。図には示されていないが、出生体重 1,000g 未満の超低出生体重児の出生率は 2005（平成 17）年以後全出生の 0.3％で推移している。

⑶ **超低出生体重児の死亡退院率の推移**

　日本小児科学会新生児委員会では 1990（平成 2）年より出生体重 1,000g 未満の超低出生体重児の死亡率に関する施設調査を行っている。2005（平成 17）年からは NICU における死亡退院率の調査も行われるようになった。この表は 2005（平成 17）年と 2010（平成 22）年の死亡退院率を出生体重毎に比較したものである。全体の死亡率は 2005（平成 17）年の 17.0％から 2010（平成 22）年には 12.2％と明らかに低下した（相対危険度で評価すると約 30％低下）。出生体重別でみると相対危険度が有意に低下したのは、出生体重が 400g 台、500g 台、600g 台、700g 台、800g 台であった。

2 関連政策・施策

1965 年：「母子保健法に基づく養育医療の給付等に関する規則」が制定された。これにより低出生体重児やハイリスク新生児をもつ家族の医療負担が軽微となった。

3 関連項目

《低出生体重児の出生率の増加》

　OECD 加盟国のなかでは、わが国の低出生体重児の出生率は極めて高い。一般に乳児死亡率の高い国ほど低出生体重児の出生率が高いが、わが国は乳児死亡率が低いにもかかわらず低出生体重児の出生率が高いという特徴を持つ[4]。低出生体重児の原因は大きく分けて早産と胎児発育不全がある。図 1、図 2 からわかるように早産児の増加率に比べて低出生体重児の増加率が著しいことから、胎児発育不全に起因する要因の影響が大きいのではないかと推測される。胎児発育不全を伴う低出生体重児が増加している理由は単一でないが、高齢出産、多胎、喫煙、母体のやせ（栄養摂取不足）などが関連していると考えられている。

　最近の研究では、子宮内で本来持っている胎児発育のポテンシャルが抑制された場合には、生活習慣病や精神運動発達遅滞、発達障害、低身長症、慢性腎臓病、がん、精神障害など様々なリスクが増加することが示されており、低出生体重児の出生率を低下させることはわが国においても喫緊の課題である。

《超低出生体重児の死亡率の低下》

　わが国の超低出生体重児の死亡率の低さは世界的に見てもトップレベルである。これは周産期医療体制の整備や周産期医療従事者の努力、様々な医療技術の進歩などが統合された結果であると思われる。2010 年出生児のおもな死亡原因は、重症感染症、消化管穿孔（おもに新生児壊死性腸炎）、循環障害などである。

　欧米では NICU 退院後のフォローアップ率が高く、さらに思春期以後もフォローアップが継続されているが、わが国では必ずしもフォローアップ率が高いとは言えず、いまだに正確な長期予後評価が得られていない。今後、長期にわたるフォローアップ体制を構築することが重要である。

板橋家頭夫

引用文献

1) 母子保健の主なる統計平成 25 年度刊行
2) Itabashi K, et al. Mortality rates for extremely low birth weight infants born in Japan in 2005. Pediatrics 2009; 123:445-450.
3) 日本小児科学会新生児委員会報告．2010 年に出生した超低出生体重児の死亡率．日本小児科学会雑誌 2016; 120:1254-1264.
4) https://www.oecd.org/social/family/CO_1_3_Low_birth_weight.pdf

5 小児がん

図 1) 小児がんの種類と頻度

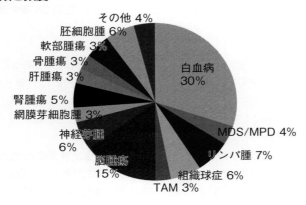

図 2) 小児がんの生存率　（米国）

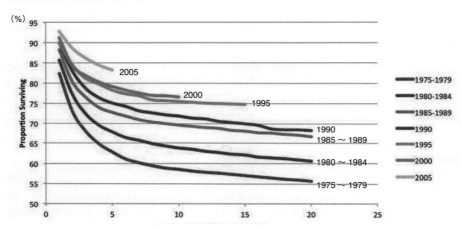

1 解説

(1) 小児がんの発症頻度と種類

　小児がんは日本では、1 年間に 2,000 人から 2,500 人発症する[1]。発症頻度としては 15 歳未満の 1 万人に約 1 人である。小児がんには大きく分けて造血器腫瘍と固形腫瘍がある。造血器腫瘍には白血病、骨髄異形成症候群 (MDS)、骨髄増殖症 (MPD)、組織球症、一過性骨髄増殖症 (TAM) などが含まれる。また、固形腫瘍には脳腫瘍のほか、神経芽腫、網膜芽細胞腫、腎芽種などの腎腫瘍、肝芽腫などの肝腫瘍、骨肉腫、ユーイング肉腫などの骨腫瘍、横紋筋肉腫などの軟部腫瘍、胚細胞腫などがある。小児は成人と異なり、上皮性腫瘍である癌腫より肉腫系の腫瘍が多い。疾患別では全体として最も頻度が高いのが、白血病であり、小児がん全体の約 1/3 をしめる。次に頻度が高いのは脳腫瘍である。

(2) 小児がんの生存率

　小児がんの生存率は大変改善され、最近では左の図表に示すように 80% 以上の患者が治療を終了し、そのほとんどが治癒と考えられる状況になっている。日本では、白血病だけに限定された治療研究グループからの生存率の推移は公表されているが、小児がん全体の生存率の報告はない。米国の結果と現在の日本の生存率には大きな差異はないと考えられる。小児がんの予後が改善されてきたのは全国で小児がんの臨床研究グループができ、大規模な臨床研究が行われてきた結果であろう。2014 年にはさらに今までの造血器腫瘍研究グループである日本小児白血病・リンパ腫研究グループ (JPLSG) と固形腫瘍研究グループが統合された日本小児がん研究グループ (JCCG) が設立され、さらなる臨床研究の発展が期待されている。

(3) 小児がんの晩期合併症と長期フォローアップ

　小児がんの予後は大変改善されたが、それと同時に治療に関連したり、疾患そのものに関連して治療終了後に発症する晩期合併症が問題になっている。例えば、抗がん剤の一つであるアントラサイクリン系薬剤は使用量が多くなると心筋症・心不全を起こす確率が上昇する。また、不妊や、二次がんなどの身体的な合併症もある。その他、心理的な問題を残すこともある。成人になり、他のがんになった時の治療法の選択にも関係してくるため、自分がどのような治療を受けたかを明確にする目的で、治療に使用した薬剤量や放射線照射について記載した「治療サマリー」を作成し、患者に渡す施設が増えている。

2 関連政策・施策

　治療終了後の晩期合併症と治療内容との関連もかなり明確になってきているので、長期フォローアップを行い疾患や受けた治療法や治療強度にあったスクリーニングを定期的に行うことが推奨されている。JPLSG（現 JCCG）長期フォローアップ委員会では、小児がん長期フォローアップのためのガイドライン[4] や上記の治療サマリー、フォローアップ手帳の作成を行いながら、小児がんの診療に携わる医師だけでなく看護師や心理士その他の医療従事者への教育活動、小児がん経験者やその家族に対する教育、支援活動を行っている。

　2012 年から 5 年間行われている第 2 期がん対策推進基本計画の中で小児がん対策として小児がん拠点病院が全国に 15 カ所設定されることが決まり、2013 年に指定された。さらに国立成育医療研究センターと国立がん研究センター中央病院が国の小児がんの中央機関として指定された。

3 関連項目

　小児がん予後の改善、国のがん対策と小児がん、小児がんの晩期合併症と長期フォローアップの重要性

前田美穂

引用文献

1) 瀧本哲也．疫学．小児がんにおける基礎と疫学．小児血液・腫瘍学．日本小児血液・がん学会編．p61-63, 診断と治療社，2015
2) Robison LL and Hudson MM. Survivors of childhood and adolescent cancer: life-long risks and responsibilities. Nat Rev Cancer 14:61-70, 2014
3) JPLSG ホームページ．長期フォローアップについて．治療サマリー．jplsg.jp
4) PLSG 長期フォローアップ委員会 長期フォローアップガイドライン作成ワーキンググループ．小児がん治療後の長期フォローアップガイドライン．前田美穂：責任編集．医薬ジャーナル社．2013

6 小児慢性疾患

表 1)「小児慢性特定疾患治療研究事業」の経緯

1974（昭和 49）年〜	小児慢性特定疾患治療研究事業の開始 9 疾患群（1. 悪性新生物、2. 慢性腎疾患、3. ぜんそく、4. 先天性代謝異常、5. 血友病等血液疾患、6. 糖尿病、7. 膠原病、8. 慢性心疾患、9. 内分泌疾患） 18 歳未満・入院治療を対象 実施主体は都道府県・指定都市、医療費自己負担分を公費助成
1976（昭和 51）年〜	事業の拡充、対象人数の増加（一部の疾患群で対象年齢を 20 歳未満に延長、通院治療に拡大など）
1990（平成 2）年〜	一部の神経・筋疾患を対象疾患群に追加
1998（平成 10）年〜	制度の見直し、事業の適正化 各疾患群ごとに全国共通様式の「医療意見書」の作成、成長ホルモン治療については「成長ホルモン治療用の意見書」の作成 実施主体ごとに「小児慢性特定疾患対策協議会」の設置 医療意見書の全国的登録・集計・解析の推進 一部の疾患で対象基準（重症度）の明確化
2005（平成 17）年〜	児童福祉法による制度の法制化 所得に応じた一部自己負担の導入 福祉サービス
2013（平成 25）年〜	社会保障審議会児童部会専門委員会報告 公平で安定的な医療費助成の仕組みの構築 研究の推進と医療の質の向上 慢性疾患を抱える子どもの特性を踏まえた健全育成・社会参加の促進 家族に対する地域支援の充実
2014（平成 26）年〜	「難病の患者に対する医療等に関する法律」・「児童福祉法の一部を改正する法律」の公布
2015（平成 27）年〜	新制度への移行

表 2)「小児慢性特定疾病対策」新制度の概略

1) 対象疾病の条件
　①慢性に経過する。
　②生命を長期にわたって脅かす。
　③症状や治療が長期にわたって生活の質を低下させる。
　④長期にわたって高額な医療費の負担が続く。
2) 疾病の状態の程度
　疾病によっては、軽重に幅が広いものもあるので、より重度な子どもの負担が軽減されるように症状や治療法などを状態の程度として具体的に示す。
3) 対象疾患群の整理と拡大
　11 疾患群 514 疾病から 14 疾患群 704 疾病に
4) 医療費助成
　費用の 1/2 を国が負担することが法律で定められ、安定的な財源の仕組みとなった。また、医療費の自己負担割合が 3 割から 2 割になり、所得に応じた自己負担額の上限が定められた。
5) 指定医・指定医療機関制度の導入
6) 小児慢性特定疾病児の自立支援と成人期医療への移行支援
　・新制度においては、福祉施策として医療費助成の拡充とともに、自立支援策が実施され、それには地域の役割が重視されている。
　・近年の医学・医療の進歩により、慢性疾患を有する小児の予後は著明に改善し、その多くは成人年齢に達する。小児医療から成人医療への移行期医療に関して、さまざまな問題点があり、成人期医療への移行支援は、新制度の大きな特徴となっている。

表 3) 小児慢性特定疾病、疾患群別疾患数

	疾患群	疾患数
1.	悪性新生物	91
2.	慢性腎疾患	46
3.	慢性呼吸器疾患	14
4.	慢性心疾患	97
5.	内分泌疾患	95
6.	膠原病	25
7.	糖尿病	7
8.	先天性代謝異常	141
9.	血液疾患	54
10.	免疫疾患	56
11.	神経・筋疾患	65
12.	慢性消化器疾患	39
13.	染色体又は遺伝子に変化を伴う症候群	19
14.	皮膚疾患群	11

1 解説

　項目名は、「小児慢性疾患」であるが、ここでは「小児慢性特定疾患（疾病)」について、特に平成 27 年度から始まった「小児慢性特定疾病対策事業」を中心に記す。

　上の図表に経緯の概略に示すように、昭和 49 年、それまでもいくつかの疾患について行われていた治療研究事業を統合、拡大し、小児慢性特定疾患治療研究事業（小慢事業と略す）が開始された。対象となったのは左の図表に示す 9

疾患群で、対象年齢は18歳未満、原則として入院治療を対象としていた。本事業の実施主体は、都道府県と指定都市であり、医療費のうち社会保険負担分を除くいわゆる自己負担分について国と実施主体が1/2ずつ補助するという仕組みである。

　開始後、年毎に事業が拡充され、対象人数も増加してきたが、制度の見直しが図られ、平成10年、左の図表に示すような内容で事業の適正化が実施された。特に、各疾患毎に全国共通様式の「医療意見書」が使用されるようになり、コンピューターによる中央での登録・集計が推進され、疫学研究・治療研究に役立てることを目指すものとなった。

　その後、平成17年には、児童福祉法の一部改正により、本事業が法律に基づく安定的な制度として運用されるようになったが、費用は予算的裏付けのある義務的経費とはなっておらず、また、所得に応じた一部自己負担が導入された。なお、一部の福祉サービスが実施されるようになった。

　さらに平成25年、社会保障審議会児童部会専門委員会において、慢性疾病を抱える子どもの健全育成を一層推進するための取り組みとして左の図表に示す4項目が報告され、平成26年、「難病の患者に対する医療等に関する法律」と「児童福祉法の一部を改正する法律」が公布され、平成27年1月1日、小慢事業は新しい制度に移行することになった。

　「小児慢性特定疾病対策」新制度の概略を左の図表にまとめた。

　対象疾病の条件を①～④のように規定するとともに、疾病によっては軽重に幅が広いものもあるので、より重度な子どもの負担が軽減されるように症状や治療法などを状態の程度として具体的に示している。

　対象疾患群の整理と拡大がなされ、従来の11疾患群514疾病から新制度では14疾患群704疾病となっている。対象疾病は今後も拡大の方向とされている。

　医療費助成については、費用の1/2を国が負担することが法律で定められ、安定的な財源の仕組みとなった。また、医療費の自己負担割合の軽減とともに、所得に応じた自己負担額の上限も定められた。

　なお、指定医・指定医療機関の制度が導入され、申請には指定医による医療意見書が必要である。

　さらに、新制度においては、小慢患児の自立支援と成人期医療への移行支援を重要な柱としている。周知のように、近年の医学・医療の進歩により、慢性疾患を有する小児の予後は著明に改善し、その多くは思春期からさらに成人年齢に達する。

　左の図は、新制度における小慢児童等の自立支援の体制をイメージ図として表したものである。都道府県等の小慢実施主体は、「慢性疾病児童地域支援協議会」を設置し、地域における小慢児童等の支援内容について関係者が協議するとしている。地域の社会資源の活用が重要であり、患児の環境等に応じた支援を行うとしている。事業内容として、相談支援は必須であり、その他に任意の事業として、日常生活支援、相互交流支援、就職支援、介護者支援、その他自立支援が挙げられている。

　また、成人期医療への移行をスムーズに行うためには、小児科医と成人診療科医師の一層の連携とともに、成人診療科医師の小慢疾患に関する知識・経験の蓄積が求められ、また、患者自身への教育啓発も必要である。

図1）小児慢性特定疾病児童等の自立支援

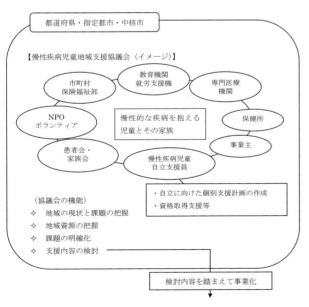

　　　　　　　　　　　　　　　　　　　　　　　　　柳澤正義

引用文献

1) 柳澤正義：小児慢性特定疾病対策事業の歴史. 日医雑誌 2015: 144: 1164-1167.
2) 社会保障審議会児童部会小児慢性特定疾患児への支援のあり方に関する専門委員会：慢性疾患を抱える子どもとその家族への支援の在り方（報告）. 2013.
https://www.mhlw.go.jp/stf/shingi/0000032555.html
3) 小児慢性特定疾病情報センター：小児慢性特定疾病の対象疾病について. https://www.shouman.jp/disease

Column

出生前診断を考える

　凡そ25年前、遺伝性疾患に関連する学会で出生前診断の倫理性が議論され、オピニオンリーダーが「障害者のいる社会こそが正常である」と発言し、賛同を得た。一方、出生前診断の目的は、現実的には「患者であれば中絶」であり、矛盾を感じた。患者でないと診断されれば安心して妊娠を継続できることも出生前診断の意義であるとの発言にも一理ありと感じたが、矛盾は埋まらなかった。その後、出生前診断は飛躍的に進歩し、欧米では「出生前診断と選択的中絶は夫婦の自己決定権に委ねる」との社会的合意の基に、血清マーカや超音波検査による非侵襲的出生前診断は正規の医療として認知された。わが国では、非選択的中絶には寛容であるが、選択的中絶には触れること自体がタブー視され、1999年厚生科学審議会の"医師は血清マーカ検査を勧めるべきではない"との見解により、出生前診断は特殊な医療と位置付けられ、血清マーカ検査実施率は、諸外国では60～90%であるがわが国では2%程度に留まっている。

　我が国のダウン症出生率の全国的統計は見当たらない。竹内ら[1]の鳥取での報告では、1980～1989年では出生1,000に対し1.34であったが1990～1999年では1.74に上昇し、高齢出産増加の影響であるとしている。しかし、同様に高齢出産が増加している欧州各国ではダウン症出生率は1990年以降現状維持もしくは低下しており、その背景には出生前診断の普及がある。梶井[2]は2008年に、人口動態統計から得た総出産数および35歳以上の高齢出産数からダウン症出生数推定値を報告した。高齢出産率が1975年の3.8%（出生総数1,901,440中71,702）から2005年には16.4%（1,062,530中173,788）で、ダウン症出生数を1975年で1,813人、2005年で1,824人と推定した。ダウン症出生率は出生1,000に対し1975年に0.95で2005年には1.72に上昇し、現状では総出生数の減少にもかかわらずダウン症出生数が今後増加すると推測している。パリでは、高齢出産が1995～1999年で総出生数の24.1%に達したが、ダウン症出生率は0.76であった。出生前診断による選択的中絶実施率の差による。

　NIPT（non-invasive prenatal test：無侵襲出生前検査）は2012年8月の新聞報道以降、新型出生前診断法として注目されている。染色体異常症の60%を占める21トリソミー（ダウン症候群）、18トリソミー、13トリソミーを対象疾患としている。妊娠10～18週に母体血中のCell-free DNA断片を分析し由来する染色体ごとに断片数を計測する。Cell-free DNA断片の10%が胎児由来であり、正常では21染色体の断片数は全体の1.3%であるが21トリソミーでは1.42%となる。陽性的中率は80～90%であるため羊水検査による確認が必須であるが、陰性的中率は99.9%と高いため、リスクの高い羊水検査を回避できる。海外では自由に受検できるが、わが国では共同研究として限られた施設で実施し、対象を、①出産予定日時点で妊婦さんが35歳以上を迎える高齢出産の場合、②妊婦さん本人あるいは旦那さんに染色体異常が見られるため、胎児がダウン症候群などの先天性疾患を罹患している可能性が高い場合、③過去に実際に13トリソミー、18トリソミー、ダウン症候群を患った赤ちゃんを妊娠・出産した経験がある場合、に限定しているために実施率は低い。

　2016年10月、Web上に日本でも自由に受検できるNIPT受託会社の紹介がアップされた。要約すれば、国内の契約医療機関で採血、英国の検査会社で解析、費用は従来の半額、結果報告まで1週間という内容である。NIPT受検者は雪崩を打つように増加し、社会的議論・合意なしに選択的中絶が当たり前という風潮になることが危惧される。NIPTを一般的医療として認めるならば、そのために存在が危うくなる人々に対する配慮、福祉が充実しなければ、社会が暗黙の裡に優生思想を認めたことになる。現実を見据え、何事もタブー視することなく議論し、NIPTを通常の医療とするか否かについて社会的合意を得ることが先決である。

佐藤清二

引用文献
1) Takeuchi, A. et al. Live Birth Prevalence of Down Syndrome in Tottori, Japan, 1980-1999. Am J Me. Genet A 146A: 1381-1386, 2008
2) Kajii. T. Predicted Prevalence of Down Syndrome Live Births in Japan, 1970-2006. Am J Med Genet A 146A: 1387-1388, 2008

第 12 章
政策と施策

本章の概要

　政策（policy）とは、まずは議会が制定する法律のことであり、つぎに行政府が立てる大方針のことである。これらの政策を受け、各事業やガイドラインといった施策が実施される。母子保健における政策の基本は、母子保健法となる。母子保健法は 1965 年に制定された比較的 " 古い " 法律であり、新しい法律に盛り込まれている " 基本計画 " という考え方は導入されていない。自治体における母子保健計画には策定義務が無く、行政府の推奨にもかかわらず策定している自治体が少数に留まっているのが現状である。このような状況下にありながら、わが国の母子保健のアウトカムが世界一の水準を保っているのは、" 現場 " の熱意と多様な施策によるところが大きいと考える。

1	母子保健法を読み解く
2	児童福祉法と子どもの保健
3	母子健康手帳
4	健やか親子 21（第 1 次）
5	健やか親子 21（第 2 次）

1 母子保健法を読み解く

表 1) 母子保健法制定の概要

目的		母性並びに乳児及び幼児の健康の保持及び増進を図るため、母子保健に関する原理を明らかにするとともに、母性並びに乳児及び幼児に対する保健指導、健康診査、医療その他の措置を講じ、もって国民保健の向上に寄与すること
母子保健の原理	母子保健の理念	○母性の尊重 　母性は、すべての児童がすこやかに生まれ、かつ、育てられる基盤であることにかんがみ、尊重され、かつ、保護されなければならない。 ○乳幼児の健康の保持増進 　乳児及び幼児は、心身ともに健全な人として成長してゆくために、その健康が保持され、かつ、増進されなければならない。 ○母性及び保護者の努力 ・母性は、みずからすすんで、妊娠、出産又は育児についての正しい理解を深め、その健康の保持及び増進に努めなければならない。 ・乳児又は幼児の保護者は、みずからすすんで、育児についての正しい理解を深め、乳児又は幼児の健康の保持及び増進に努めなければならない。
	国及び地方公共団体の責務	○国及び地方公共団体は、母性並びに乳児及び幼児の健康の保持及び増進に努めなければならない。 ○国及び地方公共団体は、施策を講ずるに当たっては、当該施策が乳児及び幼児に対する虐待の予防及び早期発見に資するものであることに留意するとともに、その施策を通じて、母子保健の理念が具現されるように配慮しなければならない。
用語 の定義		○妊産婦：妊娠中又は出産後 1 年以内の女子 ○乳児：1 歳に満たない者 ○幼児：満 1 歳から小学校就学の始期に達するまでの者 ○新生児：出生後 28 日を経過しない乳児 ○未熟児：身体の発育が未熟のまま出生した乳児であって、正常児が出生時に有する諸機能を得るに至るまでのもの
母子 保健施策などに関する主な規定		○知識の普及 　都道府県及び市町村は、妊娠、出産又は育児に関し、相談に応じ、必要な指導及び助言を行い、並びに地域住民の活動を支援すること等により、母子保健に関する知識の普及に努めなければならない。
		○妊娠の届出、母子健康手帳の交付 ・妊娠した者は、速やかに、市町村長に妊娠の届出をするようにしなければならない。 ・市町村は、妊娠の届出をした者に対して、母子健康手帳を交付しなければならない。
		○保健指導、新生児訪問 ・市町村は、妊産婦、その配偶者又は乳幼児の保護者に対して、妊娠、出産又は育児に関し、必要な保健指導を行い、又は保健指導を受けることを勧奨しなければならない。 ・上記において、市町村長は、新生児であって、育児上必要があると認めるときは、保健師等をして新生児の保護者を訪問させ、必要な指導を行わせる。
		○健康診査 ・市町村は、1 歳 6 か月児及び 3 歳児に対し、健康診査を行わなければならない。 ・上記のほか、市町村は、必要に応じ、妊産婦又は乳幼児に対して、健康診査を行い、又は健康診査を受けることを勧奨しなければならない。
		○低体重児の届出、未熟児訪問 ・体重が 2,500g 未満の乳児が出生したときは、その保護者は、速やかに、その旨をその乳児の現在地の市町村に届け出なければならない。 ・市町村長は、未熟児について、養育上必要があると認めるときは、保健師等をして、その未熟児の保護者を訪問させ、必要な指導を行わせる。
		○養育医療 　市町村は、入院することを必要とする未熟児に対し、その養育に必要な医療の給付を行い、又はこれに代えて養育医療に要する費用を支給することができる。
		○母子健康包括支援センター ・市町村は、必要に応じ、母子健康包括支援センターを設置するように努めなければならない。 ・同センターは、母子保健に関し支援に必要な実情の把握、相談、保健指導、関係機関との連絡調整、助産等を行うことにより、母性並びに乳幼児の健康の保持増進に関する包括的な支援を行うことを目的とする施設とする。

1 解説

(1) 母子保健法制定の趣旨など[1)2)]

母子保健法（以下「本法」という。）は、1965（昭和40）年に制定され、1966（昭和41）年年に施行された。制定前においては、母子保健施策は主として児童福祉法に基づき行われていたが、妊産婦以外の未婚の女子などの母性の健康の保持増進については対象とされていなかった。一方、妊産婦死亡率は先進国の数倍に及び乳幼児の死亡率なども地域的格差が大きい等の課題が残されており、特に健全な児童の出生及び育成の基盤となるべき母性の保健について対策の充実強化が求められていた。そこで、児童福祉施策の一部であった母子保健施策が、母性の尊重や乳幼児の健康の保持増進など新たに明らかにされた「母子保健の理念」に基づいて、総合的体系的に整備される形で本法が制定された。

本法制定の際、児童福祉法から移された施策は、妊産婦又は乳幼児の保護者に対する保健指導、3歳児健康診査、妊娠の届出及び母子手帳の交付、新生児訪問指導、低体重児の届出、未熟児訪問指導、養育医療であった。1歳6カ月健康診査は、1977（昭和52）年度から予算事業として市町村が実施していたが、1994（平成6）年改正により1997（平成9）年度から法律事業として実施している。また、この改正の際、市町村の保健指導の対象として「妊産婦の配偶者」が加えられている。

本法では、母子保健の理念として、母性及び乳幼児の保護者は、みずからすすんで母子保健に関する知識の習得並びに母性及び乳幼児の健康の保持及び増進に努めるべきことが定められた。これは、特に母性及び乳幼児の場合は心身の変化が微妙であることから、その健康の保持増進には自発性が強く要請されることを踏まえたものとされている。

「母性」については定義されていないが、女性の妊娠、出産及び育児の機能に着目した概念とされている。なお、本法が対象としている「子」は「乳児及び幼児」である。

(2) 母子保健法の概要

現在の概要を表に示す。母子保健施策の実施主体について、本法制定時は主として都道府県であったが、その後の改正により、現在は原則として市町村となっている。

なお、2016（平成28）年に、児童虐待発生予防対策強化の一環として本法も改正されている。具体的には、国・地方公共団体は、母子保健施策が児童虐待の発生予防・早期発見に資することに留意すべきことが明確化された（2016（平成28）年6月施行）。また、市町村は妊娠期から子育て期までの切れ目ない支援を提供する「子育て世代包括支援センター」（法律では「母子健康包括支援センター」）を設置するよう努めるものとされた（2017（平成29）年4月施行）。

2 関連政策・施策

本法は、関連する法律と相まって、母子保健の向上を図ろうとするものとなっている。

関連する法律として、学校保健安全法、児童福祉法、児童虐待防止法、少子化社会対策基本法、子ども・子育て支援法、母体保護法、感染症予防法、予防接種法、労働基準法、労働安全衛生法、育児休業法、男女雇用機会均等法、地域保健法、食育基本法、障害者総合支援法、精神保健福祉法、発達障害者支援法などがある。

中島正夫

引用文献
1) 厚生省五十年史編集委員会. 厚生省五十年史. 東京：財団法人厚生問題研究会. 1988.
2) 母子保健推進研究会. 六訂母子保健法の解釈と運用. 東京：中央法規出版. 2008.

2 児童福祉法と子どもの保健

表 1) 相次ぐ児童虐待による死亡事件→多数の死亡事例が発生（2014 年度心中以外　43 例・44 人）

	第1次報告 （平成17年4月） H15.7.1～H15.12.31 （6か月間）			第2次報告 （平成18年3月） H16.1.1～H16.12.31 （1年間）			第3次報告 （平成19年6月） H17.1.1～H17.12.31 （1年間）			第4次報告 （平成20年3月） H18.1.1～H18.12.31 （1年間）			第5次報告 （平成21年7月） H19.1.1～H20.3.31 （1年間3か月間）			第6次報告 （平成22年7月） H20.4.1～H21.3.31 （1年間）		
	心中 以外	心中	計	心中 以外	心中	計	心中 以外	心中	計	心中 以外	心中	計	心中 以外	心中	計	心中 以外	心中	計
例数	24	－	24	48	5	53	51	19	70	52	48	100	73	42	115	64	43	107
人数	25	－	25	50	8	58	56	30	86	61	65	126	78	64	142	67	61	128

	第7次報告 （平成23年7月） H21.4.1～H22.3.31 （1年間）			第8次報告 （平成24年7月） H22.4.1～H23.3.31 （1年間）			第9次報告 （平成25年7月） H23.4.1～H24.3.31 （1年間）			第10次報告 （平成26年9月） H24.4.1～H25.3.31 （1年間）			第11次報告 （平成27年10月） H25.4.1～H26.3.31 （1年間）			第12次報告 （平成28年9月） H26.4.1～H27.3.31 （1年間）		
	心中 以外	心中	計	心中 以外	心中	計	心中 以外	心中	計	心中 以外	心中	計	心中 以外	心中	計	心中 以外	心中	計
例数	47	30	77	45	37	82	56	29	85	49	29	78	36	27	63	43	21	64
人数	49	39	88	51	47	98	58	41	99	51	39	90	36	33	69	44	27	71

※　第1次報告から第12次報告までの「子ども虐待による死亡事例等の検証結果等について」より

表 2) 障害児通所支援・障害児入所支援の体系（2017 年 3 月現在）

支援		事業所数	利用者数	支援の内容
障害児通所支援（市町村）	児童発達支援	4,910	94,217	日常生活における基本的な動作の指導、知識技能の付与、集団生活への適応訓練、その他必要な支援を行うもの
	医療型児童発達支援	98	2,566	日常生活における基本的な動作の指導、知識技能の付与、集団生活への適応訓練、その他必要な支援及び治療を行うもの
	放課後等デイサービス	10,159	149,012	授業の終了後又は学校の休業日に、生活能力の向上のために必要な訓練、社会との交流の促進その他の必要な支援を行うもの
	保育所等訪問支援	470	3,028	保育所等を訪問し、障害のある児童に対して、集団生活への適応のための専門的な支援その他の必要な支援を行うもの
障害児入所支援（都道府県）	福祉型障害児入所施設	194	1,675	施設に入所する障害のある児童に対して、保護、日常生活の指導及び独立自活に必要な知識技能の付与を行うもの
	医療型障害児入所施設	189	2,101	施設に入所する障害のある児童に対して、保護、日常生活の指導及び独立自活に必要な知識技能の付与及び治療を行うもの

※事業所数、利用者数については、平成29年3月の国民健康保険団体連合会による支払いの実績データから、抽出・集計したものである。

(1) 子育て支援

日本の合計特殊出生率は、2005（平成 17）年 1.26 と過去最低、2014（平成 26）年は 1.42 と依然として低い水準にあり、長期的な少子化の傾向が継続している。先進諸外国のなかで、日本では出産後に就労復帰する割合が低いという特徴を持つ。就労と子育てを両立する支援充実が強く求められている。児童福祉法では、子育て支援事業として、すべての子育て家庭を対象に地域のニーズに応じた多様な子育て支援の充実が定められている。①身近な場所で、教育・保育・保健その他の子育て支援の情報提供及び必要に応じ相談・助言等を行い、関係機関との連絡調整等を実施する「利用者支援事業」、②乳幼児及びその保護者が相互の交流を行う場所を開設し、子育てについての相談、情報の提供、助言その他の援助を行う「地域子育て支援拠点事業」、③家庭において保育を受けることが一時的に困難となった乳幼児について、一時的に預かり、必要な保護を行う「一時預かり事業」、④乳幼児や小学生等の児童を有する子育て中の保護者と援助者との相互援助活動に関する連絡調整を行う「ファミリー・サポート・センター事業」、⑤保護者の疾病等の理由により家庭において養育を受けることが一時的に困難となった児童について、児童養護施設等に入所させ必要な保護を行う「子育て短期支援事業」等を実施している。

(2) 虐待予防

虐待件数は増加の一途をたどっている。2014（平成 26）年度には児童虐待防止法制定直前の約 7.6 倍に当たる 8 万 8,931 件となっている。子どもの生命が奪われるなど重大な児童虐待事件も後を絶たず、虐待による死亡事件は毎年 100 件前後表面化している。児童福祉法では、2000（平成 12）年 11 月に施行された児童虐待の防止等に関する法律などとともに、制度的な充実を図ってきた。

児童虐待を未然に防ぐとともに、虐待を受けたとしても重篤化する前に迅速に発見し、的確に対応するための対応策について、以下の 5 項目を柱として進めている。

Ⅰ．妊娠期からの切れ目ない支援

Ⅱ．初期対応の迅速化や的確な対応のための関係機関の連携強化

Ⅲ．要保護児童対策地域協議会の機能強化

Ⅳ．児童相談所が、虐待通告や子育ての悩み相談に対して確実に対応できる体制整備

Ⅴ．緊急時における安全確認、安全確保の迅速な実施

(3) 障害児支援

身近な地域で支援を受けられるよう、2012（平成 24）年から通所による支援を「障害児通所支援」に、入所による支援を「障害児入所支援」に一元化した。障害児通所支援に係る事務の実施主体については、都道府県から市町村に移行された。また、学齢期における支援の充実のための「放課後等デイサービス」と、保育所などを訪問し専門的な支援を行うための「保育所等訪問支援」が創設された。

2014（平成 26）年度「障害児支援の在り方に関する検討会」では、①地域における「縦横連携」を進めるための体制づくり、②「縦横連携」によるライフステージごとの個別の支援の充実、③特別に配慮された支援が必要な障害児のための医療・福祉の連携、④家族支援の充実、⑤個々のサービスの質のさらなる確保が提言された。これらを踏まえ、地域の中核となる児童発達支援センターの地域支援機能を強化した。

発達障害については、2004（平成 16）年に「発達障害者支援法」が成立し、発達障害の早期発見・早期支援や、生活全般にわたる支援充実を図った。また 2010（平成 22）年障害者自立支援法と児童福祉法の一部改正により、発達障害者がそれらの法律によるサービス対象であると明確化した。

安梅勅江

引用文献

1）厚生労働白書　平成 27 年度版　ぎょうせい

3 母子健康手帳

表 1）母子健康手帳の変遷

1938（昭和 13）年	厚生省設置、母子保護法施行
1941（昭和 16）年	人口政策確立要綱、国民優生法施行
1942（昭和 17）年	「妊産婦手帳」開始
1947（昭和 22）年	厚生省に児童局新設
1948（昭和 23）年	児童福祉法施行、世界で最初の「母子手帳」発行
1951（昭和 26）年	児童憲章制定
1961（昭和 36）年	国民皆保険実施、3 歳児健康診査開始
1966（昭和 41）年	母子保健法施行、「母子手帳」から「母子健康手帳」に改称
1991（平成 3）年	母子保健法改正（母子保健事業の市町村への委譲）
1999（平成 11）年	日本で初めての親子健康手帳配布（愛知県小牧市）
2000（平成 12）年	「健やか親子 21」策定
2012（平成 24）年	母子健康手帳　改正

図 1）継続ケアとしての母子健康手帳の役割

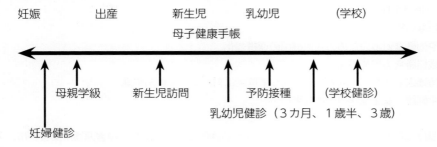

表 2）世界各国における母子健康手帳の普及状況（2016 年現在）

1）母子手帳プログラム（国や地域全体に広がる）
　日本、ベナン、ブータン、ブルキナファソ、カメルーン、コートジボアール、ジブチ、インドネシア、ラオス、ケニア、マレーシア、ミャンマー、モロッコ、モンゴル、オランダ、ニジェール、パレスチナ、フィリピン、セネガル、韓国、東チモール、台湾、タイ、チュニジア、ウガンダ、ユタ州 (合衆国)、ベトナムなど
2）パイロットプロジェクト（一部地域で実施）
　アフガニスタン、アンゴラ、バングラデシュ、ブラジル、ブルンジ、カンボジア、中国、ドミニカ共和国、ガボン、ガーナ、インド、マダガスカル、ミクロネシア連邦、モザンビーク、ネパール、ペルー、ロシア、ルワンダ、シエラレオネ、タジキスタン、バヌアツ、ザンビアなど

⑴ 母子健康手帳の歴史

日本で妊産婦手帳が開始されたのは、1942（昭和17）年にさかのぼる。ドイツの「ムッターパス」にヒントを得て、厚生省令第35号「妊産婦手帳規程」が公布され、妊婦登録制度の発足と同時に「妊産婦手帳」が作られた。終戦後、1948年に厚生省告示第26号として「母子手帳」が定められた。妊産婦手帳が妊婦だけを対象としていたのに対し、母子手帳は母と子どもを一体として健康管理するという観点から生まれた。世界で初めて、母親と子どもを1冊の手帳で管理するという体制がはじまったといえる。当時の母子手帳の表紙にはコウノトリが描かれ、わずか20ページだった。

その後、1965年に母子保健法が施行された。母子保健法第16条において、従来の母子手帳は母子健康手帳と名前が変わり、内容が充実された。妊婦健診についても血色素、血液型、尿検査の記入欄が設けられ、詳細な医学的記録としての性格が強まった。その一方、保護者の記録欄を加え、妊娠・出産・育児に関する情報を充実させるなど、育児日誌的な性格も付け加わり、現在使われている母子健康手帳の基本形がこのときに確立されたといえる。

⑵ 母子健康手帳と母子保健サービス

妊娠、出産、子育てという母子保健の時期には、実にさまざまな保健医療サービスが提供されている。妊娠中の健診、母親学級、出産、先天性代謝異常症等のスクリーニング、新生児ケア、新生児訪問、産後のケア、乳幼児健診、予防接種、歯科健診などである。また、それらの母子保健サービスは、産院、保健センター、病院、診療所など種々の保健医療機関で実施され、産科医、小児科医、歯科医、助産師、保健師などの種々の専門職が関わっている。異なる場所で、異なる専門職によって実施されている母子保健サービスは、日本では母子健康手帳に記録されることで、その一貫性を担保できている。

いま、世界的には母子保健に関する継続ケア（Continuum Of Care）という発想が広まっている。時間的にも、空間的にも広がりをもつ母子保健サービスを、女性と子どもを分断することなく提供することにより、妊産婦死亡率、新生児死亡率、乳児死亡率などを低減しようという狙いがある。

⑶ 世界への広がり

日本の母子健康手帳に触発されて、各国において文化や社会経済状況を反映した様々な取り組みが、国際協力機構（JICA）、ユニセフ、NGOなどの協力を受けて世界の50以上の国や地域で行われている。

2018年12月には、タイ王国のバンコクで「第11回母子手帳国際会議」が開催された。主催はタイ保健省と国際母子手帳委員会。29の国や地域から450名近い参加者が集い、母子健康手帳をすでに導入した国、これから導入を企画中の国などの間で、活発な意見交換が行われた。妊娠中から2歳までの「人生最初の1,000日間」を無事に乗り切るために、母子健康手帳が果たす役割について、科学的なエビデンスに基づいた議論が行われた。2018年には、世界保健機関（WHO）が母子健康手帳を含む母子の家庭用記録のガイドラインを発刊し、世界医師会では母子健康手帳の開発と普及に関する声明が採択された。多くの国で母子健康手帳はカラー印刷され、タイでは母子健康手帳にQRコードが印刷され動画と連動した情報提供が行われている。

思えば、途上国だった戦後日本が世界最高水準の乳幼児死亡率や平均余命を誇るようになった背景には、優れたシステムを編み出した先人たちの努力があった。一方、日本の母子健康手帳を取り入れた国や地域では、デジタル情報との連携を強め、紙媒体とスマートフォンが連動した取り組みも始まっている。日本発の母子健康手帳ではあるが、各国から日本が学ぶ点も少なくない。

2 関連政策・施策

- 1948年施行　児童福祉法
- 1965年施行　母子保健法第16条

中村安秀

引用文献

1）中村安秀. 日本で生まれ、世界で育つ母子健康手帳. 助産師，2017；71（3）：8-11
2）厚生省児童家庭局母子衛生課編：日本の母子健康手帳. 保健同人社，東京都，1991

4 健やか親子 21（第 1 次）

表 1）健やか親子 21（第 1 次）

[基本的視点]

1. 20 世紀中に達成した母子保健の水準を低下させないために努力
2. 20 世紀中に達成しきれなかった課題を早期に克服
3. 20 世紀終盤に顕在化し 21 世紀にさらに深刻化することが予想される新たな課題に対応
4. 新たな価値尺度や国際的な動向を踏まえた斬新な発想や手法により取り組むべき課題を探求

[主要課題]

Ⅰ 思春期の保健対策の強化と健康教育の推進
Ⅱ 妊娠・出産に関する安全性と快適さの確保と不妊への支援
Ⅲ 小児保健医療水準を維持・向上させるための環境整備
Ⅳ 子どもの心の安らかな発達の促進と育児不安の軽減

図 1）21 世紀初頭における母子保健の国民運動計画

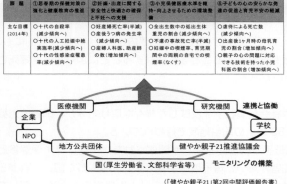

（「健やか親子 21」第 2 回中間評価報告書）

表 2）健やか親子 21（第 1 次）中間評価 その後 5 年間の重点取組

① 思春期の自殺と性感染症罹患の防止
② 産婦人科医師、助産師等の産科医療を担う人材の確保
③ 小児の事故防止をはじめとする安全な子育て環境の確保
④ 子ども虐待防止対策の取組の強化
⑤ 食育の推進

表 3）健やか親子 21（第 1 次）最終評価における指標の達成状況

評価区分（策定時 ※ の値と直近値とを比較）		該当項目数（割合）
1. 改善した	① 目標を達成した	20 項目（27.0%）
	② 目標に達していないが改善した	40 項目（54.1%）
2. 変わらない		8 項目（10.8%）
3. 悪くなっている		2 項目（2.7%）
4. 評価できない		4 項目（5.4%）

表 4）各指標の分析から見えた課題

（1）思春期保健対策の充実
（2）周産期・小児救急・小児在宅医療の充実
（3）母子保健事業間の有機的な連携体制の強化
（4）安心した育児と子どもの健やかな成長を支える地域の支援体制づくり
（5）「育てにくさ」を感じる親に寄り添う支援
（6）児童虐待防止対策の更なる充実

1 解説

　2001 年にスタートした「健やか親子 21」は、21 世紀初頭の母子保健の主要な取り組みを提示し、関係者・機関・団体が一体となって推進する国民運動計画である。その基本的視点として、上の表 1 に示す 1〜4 が掲げられており、取り組みの手法として「ヘルス・プロモーション」の理念を追求するとされた。

　これら 4 つの基本的視点を踏まえ、取り組むべき主要な課題として上の表 1 に示す主要課題Ⅰ〜Ⅳが設定され、

課題ごとに現状認識、取り組みにあたっての方向性及び具体的取り組みが提言されている。その上で、課題Ⅰ〜Ⅳ、それぞれに多数の具体的数値指標が設定されている。

国や地方の行政機関とともに、子ども・家庭の保健・医療・福祉に関係するさまざまな団体等が、それぞれの掲げる目標に向って活動してきた。中央に各団体の連絡調整等を行う「「健やか親子21」推進協議会」が設置され、2014年の時点で85団体が加盟している。

「健やか親子21（第1次）」全体の枠組みのイメージ図を左の図1に示す。

「健やか親子21」は、国民一人一人、関係団体、行政がそれぞれの立場で推進する国民運動であり、活動の結果、課題がどのように変化したかを正しく評価することは極めて重要である。2001年の発足後、2006年に第1回中間評価、2010年に第2回中間評価、2013年に最終評価と、合計3回の評価が行われた。各評価においては、課題Ⅰ〜Ⅳのそれぞれに設定された指標の策定時数値からの推移が検討された。

第1回中間評価では、計60余りの指標のうち7割方が改善、2割が不変または悪化という結果であった。評価結果を受けて、その後5年間の重点取り組みとして、左の表2に示す5点が掲げられた。①〜④は表1に示された課題Ⅰ〜Ⅳに対応しているが、⑤は当初の計画からはずされていた食事・栄養面の課題として加えられたものである。

さらに5年経って、当初10年間の予定で開始された「健やか親子21」は、「次世代育成支援対策推進法」に基づく都道府県・市町村の行動計画に合わせて2014年まで延長された。そこで、当初最終評価の予定であったものが、第2回中間評価ということになった。ここでも、第1回中間評価時の数値との比較ではやはり7割方が改善、2割が不変または悪化という結果であった。残り1割は、評価困難あるいは調査未実施とされた。これらの結果を受けて、2010〜2014年の5年間の重点取り組みとして左の図1に示す①〜④が掲げられた。いうまでもなく、これらはいずれも現在も引き続き問題になっている課題である。

2013年、「「健やか親子21」の最終評価に関する検討会（座長五十嵐隆）」で最終評価がまとめられ、次に続く計画についての検討が行われた。左の表3は、最終評価での指標の達成状況をまとめたものである。当初立てた目標を達成した指標が27%、目標に達してはいないが改善した指標が54%、あわせて8割の指標が改善した。このことは、この間のさまざまな社会状況の変化もあるが、関係機関・団体の活動、国や地方自治体の施策等を反映した結果であり、活動の成果を示しているといってよい。人によって評価はさまざまであろうが、筆者自身は、「健やか親子21」という国民運動はそれなりの成果を挙げたと評価している。しかし、なお、20%弱の不変、悪化あるいは評価できないとされた指標もある。

「健やか親子21」最終評価等に関する検討会報告書によると、各指標の分析からみえたこれからの課題として、表4に示す項目を掲げている。その上で、2015年から10年間の国民運動計画「健やか親子21（第2次）」が策定され、スタートしたところである。

なお、厚生労働科学研究山縣班による「「健やか親子21」最終評価に関する研究」から以下の2点の課題が浮かび上がってきた。

ⅰ）健康格差

「健やか親子21」の指標の評価は、各指標について全国集計した結果から得られたものであるが、都道府県別にみるとかなりの格差が認められた。例として、乳幼児死亡率、3歳児のむし歯有病率、小学生の肥満傾向児割合、母乳育児率、妊娠判明時の母親の喫煙率などが挙げられている。「子どもの健康格差」の一端が示されており、経済格差が健康格差・教育格差と密接に関連して、悪循環を形成し、格差の世代間連鎖につながることが憂慮される。子どもの健康格差の縮小は、母子保健関係者に課せられた責務であろう。

ⅱ）母子保健事業データの利活用

わが国の母子保健の問題点として、母子保健・小児保健事業で集積された膨大なデータが十分に利活用されていないという指摘である。各地域自治体には、乳幼児健診データが紙ベースで置かれたままになっているのではないか。貴重なデータの利活用には、データベースの構築・情報の共有が欠かせない。それによって、地域間比較や経年比較、全国的集計が可能になる。また、データベースに入力し、比較可能にするためには、健診内容や手技の標準化が必要であり、関係学会・団体の取り組みが求められている。

柳澤正義

引用文献
1) 厚生労働省．健やか親子21検討会報告書．2000年11月
2) 厚生労働省．「健やか親子21」中間評価報告書．2006年3月
3) 厚生労働省．「健やか親子21」第2回中間評価報告書．2010年3月
4) 厚生労働省．「健やか親子21」最終評価報告書．2013年3月
5) 山縣然太朗他．「健やか親子21」の最終評価・課題分析及び次期国民運動の推進に関する研究（研究代表者山縣然太朗）報告書．2014年3月
6) 「健やか親子21」公式ホームページ　http://rhino.med.yamanashi.ac.jp/sukoyaka/abstract.html

5 健やか親子 21（第 2 次）

表 1) 基盤課題 A:「切れ目ない妊産婦・乳幼児への保健対策」の健康水準の指標

	指標名	ベースライン	中間評価 （5 年後）目標	最終評価 （10 年後）目標
1	妊産婦死亡率	4.0%（出産 10 万対） （平成 24 年）	減少	2.8%
2	全出生数中の低出生体重児の割合	低出生体重児 9.6% 極低出生体重児 0.8% （平成 24 年）	減少	減少
3	妊娠・出産について満足している者の割合	63.7% （平成 25 年度）	70.0%	85.0%
4	むし歯のない 3 歳児の割合	81.0% （平成 24 年度）	85.0%	90.0%

表 2) 基盤課題 B:「学童期・思春期から成人期に向けた保健対策」の健康水準の指標

	指標名	ベースライン	中間評価 （5 年後）目標	最終評価 （10 年後）目標
1	十代の自殺死亡率	0 ～ 14 歳 1.3%（男 1.8/ 女 0.7） 15 ～ 19 歳 8.5%（男 11.3/ 女 5.6） （人口 10 万対）（平成 24 年）	10 ～ 14 歳減少 15 ～ 19 歳減少	10 ～ 14 歳減少 15 ～ 19 歳減少
2	十代の人工妊娠中絶率	7.1%（人口千対） （平成 23 年度）	6.5%	6.0%
3	十代の性感染症罹患率	定点 1 カ所あたりの報告数 性器クラミジア 2.92% 淋菌感染症 0.82% 尖圭コンジローマ 0.33% 性器ヘルペス 0.35% （平成 24 年）	減少	減少
4	児童・生徒における痩身傾向児の割合	2.0% （平成 25 年度）	減少	1.0%
5	児童・生徒における肥満傾向児の割合	9.5% （平成 25 年度）	8.0%	7.0%
6	歯肉に炎症がある十代の割合	25.7% （平成 23 年）	22.9%	20.0%

表 3) 基盤課題 C:「子どもの健やかな成長を見守り育む地域づくり」の健康水準の指標

	指標名	ベースライン	中間評価 （5 年後）目標	最終評価 （10 年後）目標
1	この地域で子育てをしたいと思う親の割合	91.1% （平成 26 年度）	93.0%	95.0%
2	妊娠中、仕事を続けることに対して職場から配慮をされたと思う就労妊婦の割合	52.3% （平成 25 年度）	93.0%	95.0%

　平成 27 年 1 月から開始した「健やか親子 21（第 2 次）」国民運動計画では、すべての子どもが健やかに育つ社会の 10 年後の実現に向け、3 つの基盤課題と 2 つの重点課題が示された。それぞれの課題には、「健康水準の指標」「健康行動の指標」「環境整備の指標」に分類された具体的な課題名と 5 年、10 年後の目標が設定されている。

(1)　**基盤課題 A:「切れ目ない妊産婦・乳幼児への保健対策」の健康水準の指標**

　　安心・安全な妊娠・出産、育児のために切れ目ない妊産婦・乳幼児保健対策の充実を目指すための課題である。ここで示される 5 つの指標のうち、「全出生数中の低出生体重児の割合」は「健やか親子 21（第 1 次）」で悪化した 2 つの項目の一つである。基盤課題 A には 7 つの健康行動の指標、5 つの環境整備の指標が目標として示されている。なお、ベースラインで示される平成の年号は調査報告書の対象期間が「年」の場合と「年度」の場合があるため、異なっている点に注意されたい。

(2)　**基盤課題 B:「学童期・思春期から成人期に向けた保健対策」の健康水準の指標**

　　子どもが主体的に取り組む健康づくりの推進と次世代の健康を育む保健対策の充実を目標とする。6 つの指標のうち、「十代の自殺死亡率」は「健やか親子 21（第 1 次）」で悪化した 2 つの項目の一つである。米国では 10 歳から 21 歳の思春期の子ども・青年は年一回の健康診査（health supervision）を受ける事が義務で、小児科医がうつのスクリーニングを行ったり、学校や地域での心理・社会的な問題の有無の評価をし、問題点に対して対応策を示している（anticipatory guidance）。わが国では学校検診が行われているが、この世代の子どもや青年への心理社会的な面での支援が不十分である。基盤課題 B には 3 つの健康行動の指標、2 つの環境整備の指標が目標として示されている。

(3)　**基盤課題 C：「子どもの健やかな成長を見守り育む地域づくり」の健康水準の指標**

　　妊産婦や子どもの健康を見守り、親子を孤立させない地域作りを目標とする。2 つの健康水準の指標は地域や家庭の差があっても、全国同一の健康水準を得られることを目標とする「健やか親子（第 2 次）」の根幹をなす課題である。基盤課題 C には 3 つの健康行動の指標、3 つの環境整備の指標が目標として示されている。妊娠中の妊婦さんの理解と支援、出産後の育児支援や育児への父親の関与などが評価項目となっており、夫、職場、地域の子育て支援の充実を目指すものである。

　　さらに、重点課題として、親や子どもの多様性を尊重し、それを支える社会の構築を目指す「育てにくさを感じる親に寄り添う支援」と児童虐待のない社会の構築を目指す「妊娠期からの児童虐待防止対策」に関連する指標が、それぞれ 5 項目、12 項目挙げられている。発達障害の子どもへの対応や児童虐待は現在のわが国が抱える大きな問題であり、重点課題とされた。

2 関連政策・施策

厚生労働省：健やか親子 21（第 2 次）について
http://sukoyaka21.jp/about
厚生労働省：「健やか親子 21（第 2 次）」について　　検討会報告書
https://www.mhlw.go.jp/stf/houdou/0000044868.html

3 関連項目

低出生体重児、十代の自殺、発達障害、児童虐待

五十嵐隆

Column

市町村の母子保健

　母子保健法の改正により 1997 年から、妊婦健診、乳幼児健康診査、未熟児対策、養育医療などの母子保健の対人保健、医療サービスのほとんどが都道府県から市町村主体で実施されている。わが国の母子保健のスローガンは「切れ目のない支援」であり、市町村は乳幼児健診をはじめ種々の生涯を通じての支援、妊娠後の母子の支援を展開している。

　2001 年からはじまった「健やか親子 21」は 21 世紀の母子保健の取り組みの方向性を示した国民運動計画である。最終評価では 69 指標の 8 割が改善していたが、3 歳児のむし歯や小学生の肥満の割合などで地域格差が明らかになった。地域格差の是正とさらなる親子の健康支援のために、「健やか親子 21（第 2 次）」では、「すべての子どもが健やかに育つ社会」の実現を目指して、3 つの基盤課題と 2 つの重点課題を設定した。3 つの基盤課題は切れ目のない支援と地域で子育てをする（母子保健のソーシャル・キャピタルの醸成）という母子保健活動の本質をあらためて見直すものである。健康水準の指標、健康行動の指標、環境整備の指標に分類して 52 の指標が設定された。目標達成のために多くの母子保健事業の実施主体である市町村の指標に加えて母子保健における都道府県の役割を明確にするための指標も盛り込まれた。

　地域格差の問題はまず地域格差を明らかにする必要があるが、健診判定の方法や問診票が統一されていないために、比較が困難である。格差を明らかにし、その是正のためには、日本中どこで生まれても一定水準の母子保健サービスを提供する必要があり、乳幼児健診の標準化、情報の利活用、母子保健関係者の有機的な連携などについて再検討する必要がある。健康診査の役割は単に、疾病の早期発見早期治療だけでなく、健やかな育ちの見守りという役割を担っている。そのためには、標準化された健診を実施して、保健指導や事後フォローアップ、精度管理を含めて質の向上をはからなければならない。さらに、地域に暮らす全ての乳幼児の把握のために健診未受診者対応の体制を整える必要がある。その取り組みの一つとして、2016 年度から「健やか親子 21（第 2 次）」の指標で乳幼児健診の指導等に有用な項目について市町村の乳幼児健康診査で把握し、国へ報告することになった。

　市町村の母子保健計画はかつてほとんどの自治体で作成されていたが、2005 年の次世代育成支援推進法の行動計画にとってかわり、作成している市町村が少なくなった。しかし、行動計画には母子保健活動に必要な項目がすべて盛り込まれているわけではないし、担当部署も母子保健ではなく児童福祉の部署が多く、母子保健活動に活用されているとは言い難い。そのために、健やか親子 21 の最終評価において、母子保健活動の充実を図り、目標値を定めて PDCA サイクルを回すためにも、市町村で母子保健計画を作成する必要があると提起された。

　急速な高齢社会の健康課題の対策として介護保険法が施行されたり、メタボ対策として特定健診、保健指導が実施されたりするなどで、市町村保健活動の多くが高齢期、成人期に費やされている。しかし、未来を担う子どもとその家族の健康支援は生涯の健康支援、長期の健康施策の視点からも地域保健の最も力を注ぐべきである。「健やか親子 21（第 2 次）」の推進を軸にすべての子どもが健やかに育つ社会の実現の重責を市町村は担っている。

市町村の主な母子保健事業

■体制の整備
・母子保健連絡協議会の設置
■生涯を通じての支援
・養育支援訪問事業　　　　　　　　・母子保健相談指導事業
・思春期対策の推進　　　　　　　　・食育の推進
■妊娠後の支援
・妊娠届出と母子健康手帳の交付　　・訪問指導
・乳児家庭全戸訪問事業（こんにちは赤ちゃん事業）
・各種健康診査（妊婦、乳児、1 歳 6 カ月児、3 歳児）
・新生児聴覚検査　　　　　　　　　・新生児マススクリーニング検査

山縣然太朗

編著者	衞藤　　隆	東京大学名誉教授、中央教育審議会委員、日本学校保健学会理事長、 （元）日本小児保健協会会長
編著者	松浦　賢長	福岡県立大学理事・教授、日本小児保健協会幼児健康度調査委員長、 日本思春期学会常務理事
編著者	近藤　洋子	玉川大学教育学部教授、日本児童学会会長

編　集　日本小児保健協会幼児健康度調査委員会

著　者
（執筆頁順）

平山　宗宏	東京大学名誉教授、日本こども家庭総合研究所名誉所長
髙石　昌弘	東京大学名誉教授、（元）国立公衆衛生院院長
加藤　則子	十文字学園女子大学副学長・教授、（元）国立保健医療科学院部長
山崎　嘉久	あいち小児医療センター副センター長
髙瀬　初美	（元）千葉県立柏特別支援学校養護教諭
梶原由紀子	福岡県立大学看護学部助教
原田　直樹	福岡県立大学看護学部准教授
岡村　祥子	福岡県立大学看護学部助手
倉橋　俊至	（元）東京都荒川区健康部長　保健所長、 （元）日本小児保健協会幼児健康度調査委員長
横井　茂夫	横井こどもクリニック院長
堤　ちはる	相模女子大学栄養科学部教授
板橋家頭夫	（元）昭和大学医学部教授
巷野　悟郎 (故人)	（元）日本小児保健協会名誉会長、 （元）こどもの城・小児保健クリニック院長
岡田　知雄	神奈川工科大学特任教授、（元）日本小児保健協会会長
鈴木　順造	福島県保健衛生協会理事、（元）福島県立医科大学教授
山縣然太朗	山梨大学医学部教授
恒次　欽也 (故人)	愛知教育大学教育科学系名誉教授、特別教授
奥山真紀子	国立成育医療研究センター部長
渡部　　茂	（元）明海大学歯学部教授
日暮　　眞	東京大学名誉教授
秋山千枝子	日本小児保健協会会長、あきやま子どもクリニック院長
前田　美穂	（元）日本医科大学教授
柳澤　正義 (故人)	東京大学名誉教授、日本こども家庭総合研究所名誉所長、 国立成育医療研究センター名誉総長
佐藤　清二	さいたま市立病院小児科部長
中島　正夫	椙山女学園大学看護学部教授
安梅　勅江	筑波大学医学医療系教授
中村　安秀	甲南女子大学看護リハビリテーション学部教授
五十嵐　隆	国立成育医療センター総長、東京大学名誉教授

1980 年から 10 年ごとの
幼児健康度調査の結果と分析

子どもの保健

小児保健に携わるすべての人に

2020 年 11 月 11 日　初版発行

■ 編　著　日本小児保健協会
　　　　　幼児健康度調査委員会
■ 発行者　加藤　勝博
■ 発行所　株式会社ジアース教育新社
　　　　　〒 101-0054
　　　　　東京都千代田区神田錦町 1 - 23 宗保第 2 ビル
　　　　　Tel　　：03 - 5282 - 7183
　　　　　Fax　　：03 - 5282 - 7892
　　　　　E-mail　：info@kyoikushinsha.co.jp
　　　　　URL　　：https://www.kyoikushinsha.co.jp

デザイン　小林峰子
イラスト　岡村治栄
DTP　粟田佳織
印刷・製本　三美印刷株式会社